# MONOGRAPHIE

SUR

# LE DIOPTRE OU SPECULUM.

DE

## QUELQUES ÉTATS ORGANOPATHIQUES

QUI RÉCLAMENT SON APPLICATION.

PARIS. — RIGNOUX, IMPRIMEUR DE LA FACULTÉ DE MÉDECINE,
rue Monsieur-le-Prince, 29 *bis*.

# MONOGRAPHIE

SUR

# LE DIOPTRE OU SPECULUM.

## DE QUELQUES ÉTATS ORGANOPATHIQUES

QUI RÉCLAMENT SON APPLICATION.

Avec 50 gravures intercalées dans le texte.

SUIVI

## D'UN NOUVEAU SCARIFICATEUR

DU CANAL DE L'URÈTHRE,

ET D'UNE SONDE A DILATATION CONTINUE.

Avec 2 planches gravées.

## Par E.-H. VERNHES,

Docteur en Médecine de la Faculté de Paris.



# PARIS.

**LABÉ**, ÉDITEUR, LIBRAIRE DE LA FACULTÉ DE MÉDECINE,
place de l'École-de-Médecine, 4.

**1848**

# A L'AUTEUR

## DE LA PERCUSSION MÉDIATE,

# M. PIORRY,

Professeur de Pathologie interne à la Faculté de Médecine de Paris,
Médecin de la Pitié,
Membre de l'Académie de Médecine, etc. etc.

Veuillez me permettre, mon cher maître, de vous dédier ce travail comme un faible gage de ma reconnaissance pour vos bons conseils, et pour la bienveillance dont vous m'avez honoré durant le cours de mes études médicales.

E.-H. VERNHES.

# A M. AUG. DUMÉRIL,

Professeur agrégé à la Faculté de Médecine de Paris.

*Témoignage de la plus sincère amitié et de la plus vive reconnaissance.*

E.-H. VERNHES.

# AVANT-PROPOS.

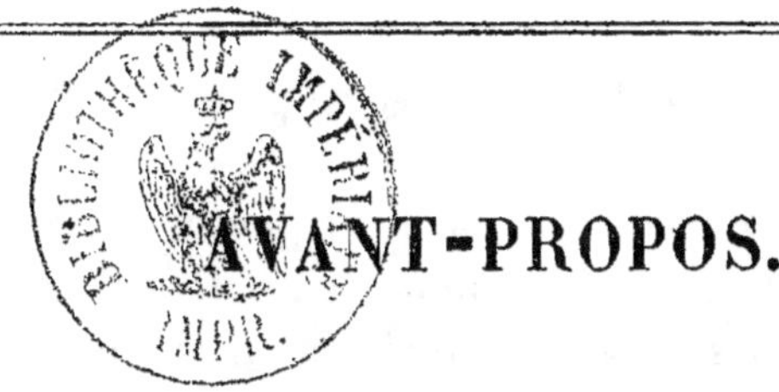



> Il n'y a exclusivement ni médecine, ni chirurgie, il y a pour nous la science de l'art de guérir.
>
> (PIORRY, *Clinique de la Pitié.*)

Les maladies des organes génitaux de la femme ont mérité, de tout temps, à cause de leur fréquence et de leur gravité, l'attention des hommes éminents dans l'art de guérir.

Quelques médecins même ont fait de ces maladies une étude presque exclusive, tranchons le mot. *spéciale*.

Il ne faut pas croire que la *spécialité*, en médecine, appartienne seulement à notre époque d'*encombrements professionnels*.

La plupart des historiens grecs, parmi eux Hérodote et plus tard l'école d'Alexandrie, nous assurent que les lois organiques de l'Égypte contraignaient les médecins à ne cultiver que telle ou telle branche de l'art de guérir.

La *spécialité* a sans doute l'avantage de permettre d'approfondir un peu plus le sujet dont on s'occupe, mais elle a le grand inconvénient d'isoler, pour ainsi dire, un point unique de l'économie, et de faire négliger ou méconnaître, par conséquent, les réactions réciproques entre ce point et l'organisme tout entier.

Le médecin *spécialiste* ne peut guère manquer de s'exagérer en général l'importance des maladies qu'il a toujours en vue ; malgré lui, il est entraîné à diriger vers elles son attention de tous les instants. Ces accidents généraux, dont la manifestation est parfois plus grave que l'affection *spéciale* elle-même, ce médecin est conduit à ne les envisager que comme des *épiphénomènes*, dont il dédaigne ou ignore trop souvent le diagnostic et la thérapeutique.

Le médecin doit pouvoir apprécier tous les éléments pathologiques à leur juste valeur ; aucun symptôme, quelque éloigné qu'il paraisse du siége réel d'un mal reconnu, n'est indifférent dans les questions si complexes du pronostic et de la thérapeutique.

Le *spécialiste*, lui, s'est volontairement renfermé dans un cercle étroit, au delà duquel il ne trouvera qu'inhabitude et surtout inhabileté. En vain la lumière jaillit des organes voisins, en vain l'économie entière s'efforce de lui indiquer la nature du mal qu'il doit combattre, en vain des états morbides secondaires menacent de devenir plus graves que la maladie principale, les yeux du *spécialiste* ne voient rien ou peu de chose en dehors des limites qu'il s'est lui-même tracées.

Il est vrai, comme l'a si bien dit M. le professeur Velpeau, qu'il y aperçoit souvent des choses qui ne sont vues par personne autre, et que, poussant la division à l'infini, il multiplie les ordres, les classes et les espèces au delà de toute vraisemblance et surtout de toute utilité véritable.

Nous sommes pourtant loin de penser que la *spécialité*, c'est-à-dire la *division*, doive être également rejetée dans la plupart des branches des connaissances humaines; bien au contraire. On sait quels avantages on en retire tous les jours dans le droit, dans la politique, dans l'industrie, etc.; mais il n'en peut être efficacement ainsi en médecine.

La science de l'art de guérir est *invariablement une*, comme l'homme qui en est l'objet.

Pour nous, par conséquent, bien que la tendance de notre sujet nous ait porté à tracer l'histoire d'un instrument d'exploration dont quelques praticiens se sont fait comme un sceptre de *spécialité*, nous formulons, en cette occasion publique, notre profession de foi.

Nous n'avons entendu traiter du *speculum* que comme d'un moyen explorateur des plus utiles; mais non exclusif, permettant une multitude d'applications, et dont la connaissance, à notre avis, est d'une haute importance dans l'art de guérir.

Nos intentions ne pouvant être méconnues, nous diviserons notre sujet de la manière suivante :

Dans la première partie, après quelques généralités. nous ferons l'historique du *speculum;* nous tracerons les règles de son application et ses contre-indications.

Dans la deuxième partie, les principaux états organopathiques, qui nécessitent son emploi, seront décrits sommairement.

Dans la troisième partie enfin, l'instrument sera envisagé non-seulement comme conducteur d'agents thérapeutiques divers, mais encore comme curatif par lui-même.

Nous aurons ainsi rempli un cadre qui renfermera l'histoire complète de cet instrument.

Comme on le verra dans le cours de notre travail, nous citons souvent, longuement, et cela pour plusieurs motifs que nous croyons plausibles.

Dans des lésions aussi exactement connues que celles dont nous avons entrepris de décrire le traitement local, nous ne pouvions que travestir la pensée de nos maîtres par des expressions peut-être moins heureuses ; nous nous serions privé ainsi de leur puissante autorité, et nous aurions craint de paraître chercher à nous approprier des choses qui, depuis longtemps, appartiennent à la science. Ces écueils, nous avons voulu les éviter ; nous avons encore un autre but.

Par certaines citations nous nous sommes efforcé de montrer combien, même de l'aveu de ceux qui s'en servent exclusivement, étaient défectueux, quelquefois nuisibles, les divers moyens, localement employés, dans la plupart des lésions organopathiques sexuelles de la femme, surtout dans les cas qui réclament une médication précise, active et énergique.

# GÉNÉRALITÉS.

> Nihil est in intellectu, quod non prius
> fuerit in sensu.
>
> (ARISTOTE.)

*Voir*, *entendre* et *toucher* sont les bases de tout diagnostic. Le raisonnement et l'induction le complètent. Certaines difficultés commandent la combinaison de toutes ces méthodes. Quelques maladies compliquées ou profondes exigent, en effet, que nous *voyions*, que nous *écoutions*, que nous *touchions*, avant de raisonner.

Nos sens, ainsi réglés en méthodes d'exploration, s'entr'aident et se suppléent les uns les autres. Il est néanmoins pour chacun d'eux des notions qu'ils nous donnent seuls.

La *vue* indique surtout les colorations et la forme ; le *toucher*, la forme mieux encore, la consistance et la température ; l'*ouïe*, les bruits normaux ou pathologiques, naturels ou produits par l'art.

Cependant, nous croyons pouvoir soutenir que c'est *surtout* alors que la *vue* du mal nous est interdite qu'il est indispensable pour le médecin de *toucher* et d'*entendre*. S'agit-il de reconnaître une tumeur, par exemple (cette partie si difficile du diagnostic), si nous en sommes réduits à *toucher*

et à *écouter,* c'est qu'il nous est interdit de *la voir
à nu*, autrement., toute espèce de doute cesserait à
l'instant même.

Devons-nous reconnaître un état organopathi-
que, siégeant dans une des cavités naturelles? le
doigt et l'oreille, tour à tour, interrogent la profondeur des tissus; ou, par une combinaison admi-
rable, *par l'interposition d'un corps solide qui les
règle et les traduit,* les résonnances morbides, apportées à l'oreille attentive par la main qui les fait
naître, viennent nous rendre évidents les dangers
que nos yeux eussent été impuissants à découvrir.

On comprend, en présence des résultats obtenus
par tous ces modes d'exploration, que des médecins aient pu soutenir, avec raison, que tel ou tel
d'entre eux l'emportait de beaucoup sur tous les
autres, et que ce moyen explorateur qu'ils van-
taient, à juste titre, et dans lequel ils avaient acquis
une supériorité incontestable, devait occuper le
premier rang.

Tous ces modes d'exploration sont utiles; ils ont
leurs applications diverses; il est des cas où l'un
convient, sans doute, mieux que l'autre; c'est à
spécifier ceux qui comportent, qui réclament l'emploi du *speculum* que nous allons essayer de con-
sacrer ce travail.

> Propter solum uterum mulier est id quod est.
>
> (Van Helmont.)

Pour l'homme, l'acte de la génération, quelque nécessaire qu'il soit, n'est que passager et instantané, tandis que, chargée du rôle le plus important dans la reproduction de l'espèce, la femme ne possède ce privilège, si pénible et si doux en même temps, qu'aux dépens de ses forces, de sa santé et quelquefois de sa vie.

Chez elle, cet acte de la génération n'est que le commencement d'une fonction orageuse, de longue durée, dont l'établissement de la menstruation a donné le signal, et qui implique le temps de la gestation, l'accouchement, enfin, la cessation de la menstruation, états physiologiques, presque pathologiques, qui la prédisposent à de si nombreuses et de si profondes altérations. Aussi, les organes génitaux, dans l'un et l'autre sexe, diffèrent-ils essentiellement, non-seulement sous le rapport de leur conformation, mais encore sous celui de leur étendue, de leur complication et de la part qu'ils prennent à l'ensemble de l'organisme.

Les fonctions des organes génitaux étant plus compliquées chez la femme que chez l'homme, il

en résulte nécessairement que, chez elle, les maladies, consistant dans le dérangement de ces mêmes fonctions, doivent être plus fréquentes.

C'est ce qui a fait dire à Hippocrate : *Morborum
omnium qui muliebres vocantur, uteri in causa sunt.*
C'est ce que l'observation confirme tous les jours.

Le médecin est donc dans l'obligation de donner
tous ses soins à l'étude des affections si nombreuses
et si variées dont les organes génitaux sont le siége
chez la femme ; les guérir, s'il le peut, quand elles
existent ; les prévenir, lorsqu'elles menacent, tel
doit être son double but. Or, s'il est superflu de
démontrer que tracer un traitement prophylactique
ou curatif est impossible, tant que la maladie n'est
pas nettement déterminée ; il est superflu de faire
voir également de quelle importance est le sujet
que nous traitons, puisque le *speculum* est un des
meilleurs moyens de reconnaître ces maladies.

# MONOGRAPHIE

SUR LE

## DIOPTRE OU SPECULUM.

DE

## QUELQUES ÉTATS ORGANOPATIQUES

QUI RÉCLAMENT SON APPLICATION.

## PREMIÈRE PARTIE.

### CHAPITRE I<sup>er</sup>.

#### HISTORIQUE.

On désigne sous les noms de *dioptre* (διοπερα, διοπτρα, de δια, à travers, οπτομαι, je vois), et *speculum*, miroir, un instrument cylindroïde et creux, propre : 1° à dilater l'entrée de certaines cavités naturelles, pour en faciliter l'inspection soit directement, soit au moyen de sa surface polie et réfléchissante ; 2° à servir de conducteur, pour permettre de porter plus ou moins profondément, jusque sur les parties malades, soit des substances

médicamenteuses , soit l'instrument trancha
Comme on le pense bien , toutes les cavités, ay;
une ouverture à l'extérieur, possèdent leur *diop*
ou *speculum* : ainsi les *speculum oris, oculi, ute*
*ani*, etc. etc.

Nous ne nous occuperons ici que des *dioptres*
*speculum uteri* et *ani*.

Lorsque l'on se propose de tracer l'histoire
*speculum*, il semble d'abord que rien ne soit pl
facile que de remonter à l'époque de sa déco
verte, et, par conséquent, de savoir le nom de s
inventeur ; mais on ne tarde pas à s'apercevoir qu
est véritablement impossible d'acquérir cette do
ble connaissance d'une manière certaine. En va
nous avons parcouru, avec le plus grand soin ,
livre d'Hippocrate *Sur les maladies des femmes*
ses *Prédictions,* où il est parlé des ulcérations
l'utérus (1), nous n'avons pas trouvé, parmi l
moyens de diagnostic, l'usage ou même la connai
sance du *speculum ;* mais il est aussi question d
*toucher,* dont il est aussi parlé tant de fois dans l
auteurs qu'Henri Étienne a réunis sous le titre d
*Princes de la médecine* (2).

Hippocrate avait cependant insisté , comm
Foës (3) en a fait la remarque dans ses *Comme*

---

(1) *De Natura muliebri et de morbis mulierum. Præd*
sect. 11, comm. Foët.; Fraucofurti, 1621.

(2) *Medicæ artis principes post Hippocratem et Galenu*
*græci latinitate donati,* H. Stephanus ; 1567.

(3) *Præd.,* Foët. comm.

*taires*, sur les affections de l'utérus, telles que la dureté, l'*inflammation*, la *perversion*, le *dérangement* et la *suppuration* de l'organe de la menstruation; mais le diagnostic ne s'établissait pas directement par la vue.

Galien, lui non plus, ne fait aucune mention du *dioptre,* et cependant il se livre, comme Hippocrate, à des descriptions minutieuses et très-étendues des maladies de la vulve et de l'utérus.

Aretée de Cappadoce (1), qui paraît avoir vécu dans le premier siècle de l'ère chrétienne, mentionne le *toucher* comme pouvant servir à reconnaître la *dureté* ou la *mollesse* du col de l'utérus, mais il ne dit pas un mot du *speculum;* il n'omet pas, néanmoins, l'étude des symptômes extérieurs des maladies de la matrice, et il décrit la quantité et l'aspect des divers écoulements vagino-utérins.

Aurel.-Corn. Celse (2), que l'on dit avoir été contemporain d'Aretée, donnait le conseil de faire coucher sur le dos, et transversalement, les femmes atteintes de maladies de l'utérus, afin que l'on pût introduire le doigt indicateur jusqu'à l'orifice du col, à l'aide de cette position.

Au rapport de M. Colombat, de l'Isère (3), Aétius aurait attribué l'invention du *speculum uteri* à

---

(1) Aret., *de Uteri affectibus*, cap. 11.
(2) *De Variis uterorum affectibus*, lib. 7, cap. 29.
(3) *Traité des maladies des femmes*, t. 1, p. 104; Paris, 1843.

un certain Archigène d'Apamée, en Syrie, qui serait venu s'établir à Rome sous le règne de Domitien.

Nous avons, ici comme partout, vérifié le passage d'Aétius (1) auquel M. le docteur Colombat fait allusion, et si nous avons trouvé dans le chapitre 85 du livre précité le titre : *de Uteri abscessu Archigenis,* en revanche, nous n'avons rencontré, ni dans ce chapitre, ni dans les suivants, rien qui légiti-'mât, le moins du monde, l'assertion de l'auteur du *Traité des maladies des femmes.*

Le premier ouvrage dans lequel nous ayons vu mentionner le *speculum* est celui de Paul d'Égine (2), qui vivait dans le 7$^e$ siècle. Est-ce à lui qu'il convient d'attribuer la découverte de cet utile instrument ? Nous ne le pensons pas, car il s'exprimerait autrement qu'il ne le fait : « Quand on voudra se servir du *speculum*, dit-il, on fera coucher la femme sur le dos, les cuisses rapprochées de l'abdomen, et bien écartées l'une de l'autre ; ses bras seront placés sous ses jarrets et attachés à son col avec des bandes.

« Le médecin, assis à sa droite, se servira du *speculum* appelé *dioptre*, qui sera en rapport avec l'âge de la malade.

« Il mesurera alors avec une sonde la hauteur de l'ouverture de la femme, de peur que la matrice ne

_______________________

(1) Lib. 4, cap. 86.

(2) *Paul. Ægin. opera.* Joanno Guinterio Andernacho comm., p. 416; Lugd., 1551.

soit blessée par les branches trop longues de l'instrument. Si les trois branches sont plus longues
que le vagin, le médecin appliquera des compresses
entre le *speculum* et la vulve, afin que le dilatatoire
soit appliqué sur ces compresses.

« Au reste, il convient d'introduire dans le col les
trois branches (1) du *speculum*, en ayant soin de
tourner la vis vers la partie supérieure. Le *dilatatoire* est tenu par le médecin, et un aide tourne
la vis, afin que le vagin puisse se dilater sous l'influence de l'écartement de la triple lame de l'instrument. »

(940) Rhazès (2) recommandait le *toucher* toutes
les fois que le doigt pouvait arriver jusqu'à la matrice souffrante; mais il conseillait aussi l'application du *speculum* dans les cas où l'utérus était le
siége d'*hémorrhoïdes* : « Etiam accidunt in matrice
« EMORROYDE unde pone speculum sub muliere et
« videbis eas » (3).

(980) Avicenne, contemporain de Rhazès, con-

---

(1) Nous avons traduit littéralement Gonthier d'Andernach, bien que nous n'ayons pas plus que lui la certitude
que les mots *trident* ou *trois branches* soient la traduction
fidèle du mot λωτοῦ, dont Paul d'Égine s'est servi. Que si-
gnifiait λωτος chez les Grecs? Gonthier d'Andernach l'igno-
rait, et Bernard Felicianus, commentateur du 6ᵉ livre de
Paul d'Égine, éludait la difficulté en conservant la diction
grecque, et en disant *loton speculi* (oper. cit., com. in 73 c.,
p. 824).

(2) *De Ægritud. matricis*, lib. 2, p. 188, cap. 9.

(3) Ibid., p. 190.

sacrait un chapitre spécial aux *hémorrhoïdes* de l'utérus, que l'on peut voir, dit-il, avec le *speculum* (1). Il est possible que les hémorrhoïdes et les maladies semblables se montrent dans le *speculum* introduit, dans la vulve, suivant la méthode que nous avons indiquée au chapitre des *rhagades*.

(1104) Albucasis consacre quelques pages à la description d'un certain nombre d'instruments qui étaient nécessaires pour l'extraction du fœtus et des secondines ; il va plus loin, il représente les instruments eux-mêmes.

C'est dans cet auteur que nous les trouvons figurés pour la première fois. Nous allons reproduire ces dessins avec la traduction des passages qui s'y rapportent.

« *La première figure ressemble, dit-il, à une presse au moyen de laquelle on égalise les feuilles des livres.* »

Cet instrument a deux vis ACA-ACA qui traversent les deux montants en bois MM et les font marcher l'un vers l'autre ou rétrograder à volonté. Suivant les mouvements qu'on leur fait exécuter, les valves NN, introduites dans l'orifice du vagin, écartent plus ou moins les parties (*fig.* 1). V représente grossièrement la vulve ; O son orifice (2).

---

(1) P. 397. B. 12.
(2) Albuc., *de Chirurg.*, t. 2, sect. 77, p. 340-341.

*Fig*. 1.

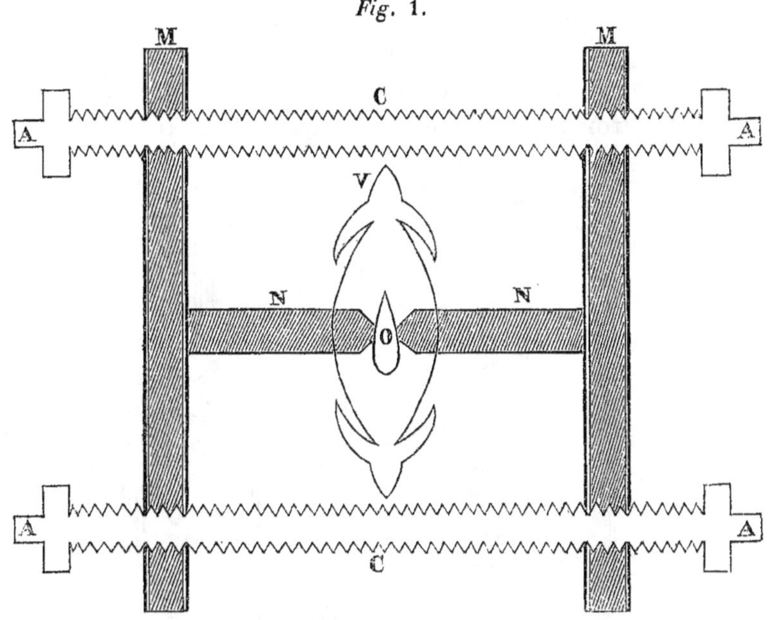


La *fig*. 2 nous offre le même instrument, mais sous une autre face.

*Fig*. 2.

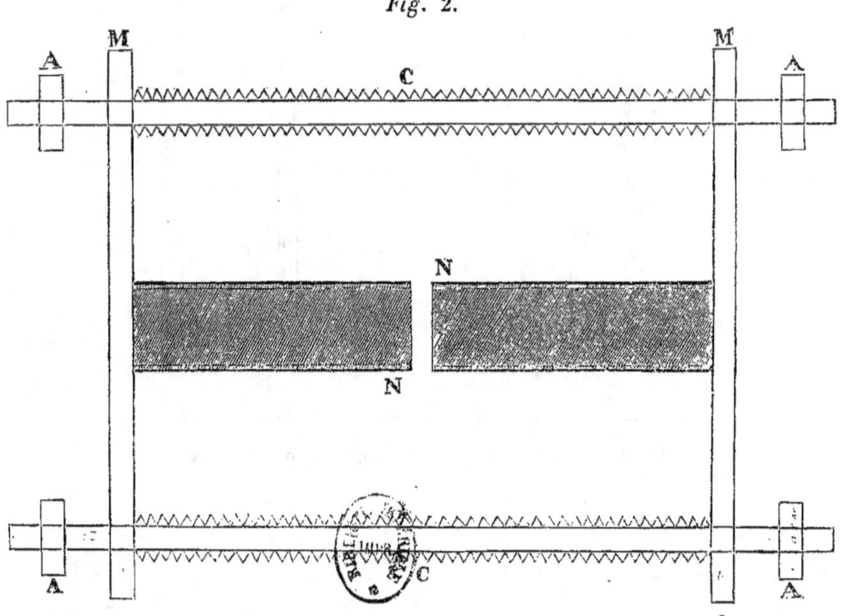

Nous nous sommes servi des mêmes lettres pour désigner les mêmes parties.

Voici comment s'exprime Albucasis (1) à propos des trois autres figures que nous avons trouvées dans son ouvrage :

*Fig.* 3.     *Fig.* 4.

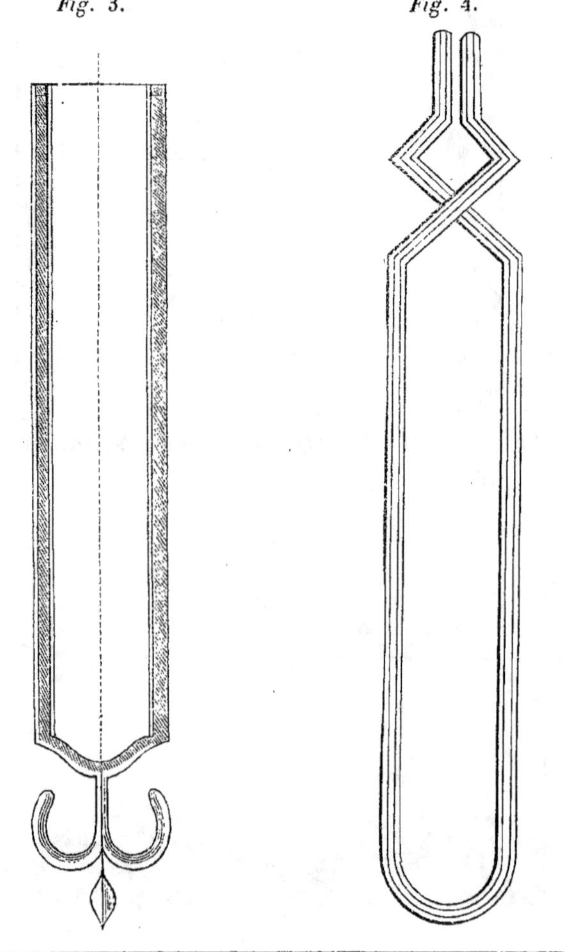

______

(1) Albuc., *De chirurg.*, t. 2, sect. 77, p. 340-341.

« *La troisième figure, plus déliée et plus légère que les précédentes, est faite de bois de buis ou d'ébène, ainsi que les* fig. 3 et 4. »

« Quand vous voudrez ouvrir l'utérus, dit Albucasis (1), faites placer la femme sur un lit, les pieds pendants, la vulve entr'ouverte. Introduisez dans l'utérus ces ajoutages entrelacés ; tenez alors les extrémités de l'instrument inférieurement entre ses cuisses, ouvrez votre main de la même manière, absolument, que vous faites avec le *forceps* et proportionnellement à la dilatation que vous voulez faire de l'orifice utérin, de sorte que l'accoucheuse agisse comme elle voudra, si Dieu le veut. »

Après avoir passé en revue les différents moyens qu'on employait de son temps pour délivrer les nouvelles accouchées, il ajoute encore : « On fera des fumigations avec les substances appropriées ; la forme de l'instrument qui sert à les faire dans les cas de rétention des règles et des secondines, etc., est fait de bois léger et ressemble à un *infundibulum ;* ou bien il est en airain, dont l'extrémité la plus étroite est introduite dans le vagin, tandis que son extrémité la plus large est placée sur le feu. On aura même le soin de la répéter, si Dieu le veut » (2). Voyez la *fig.* 5.

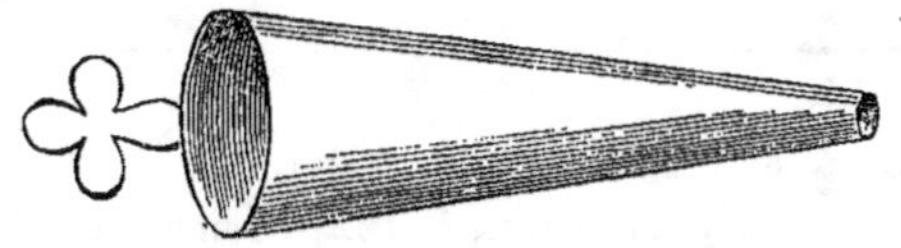

---

(1) Albuc., op. cit., t. 2, p. 341, sect. 77.
(2) Albuc., loc. cit.

(1530) Jérôme Mercuriali, faisant allusion à Rhazès et à Aristote (1), qui avaient émis l'opinion que l'on ne pouvait reconnaître si les femmes étaient ou non imperforées, qu'à l'époque de l'apparition de leurs règles, s'inscrit contre cette manière de voir, et s'exprime en ces termes : «Le véritable état des choses peut être reconnu à l'aide de la *vue* et du *toucher*. On voit au moyen du *dioptre*, instrument de médecine, dont les accoucheuses et les chirurgiens font usage pour sonder la profondeur de l'utérus (vagin). »

(1550) Jacob Ruffius dit aussi quelques mots du *speculum* de la matrice (2).

(1556) Pierre Franco, auteur d'un ouvrage spécial sur les hernies, fit au *speculum* à trois branches des modifications dont il était si satisfait qu'il le montrait avec orgueil aux médecins qu'il pouvait attirer chez lui. «Il conseillait aux chirurgiens auxquels Dieu avait fait la grâce de bien entendre leur vocation, *de n'être sans un tel instrument en leur maison pour la nécessité, que quelquefois peult aduenir, et combien qu'elle n'aduienne* guères souvent; toutes fois quand il aduient, c'est un beau chef-d'œuvre et une opération fort excellente. Ayan veu l'utilité et profit que peult porter (comme iai

---

(1) *De Generat. animal.* Hier. Merc., *de Morbis mulierum,* lib. 4, in t. 2. *Gynœc. phys.*, p. 162; Basileæ, 1562.

(2) *De Conceptu et generatione hominis,* etc., lib. 3, pag. 367; Zurich, 1554, in-4°.

expérimenté) un tel instrument, iai pensé n'estre impertinent ny hors de propos d'en montrer la figure » ( *Fig.* 6 ) (1).

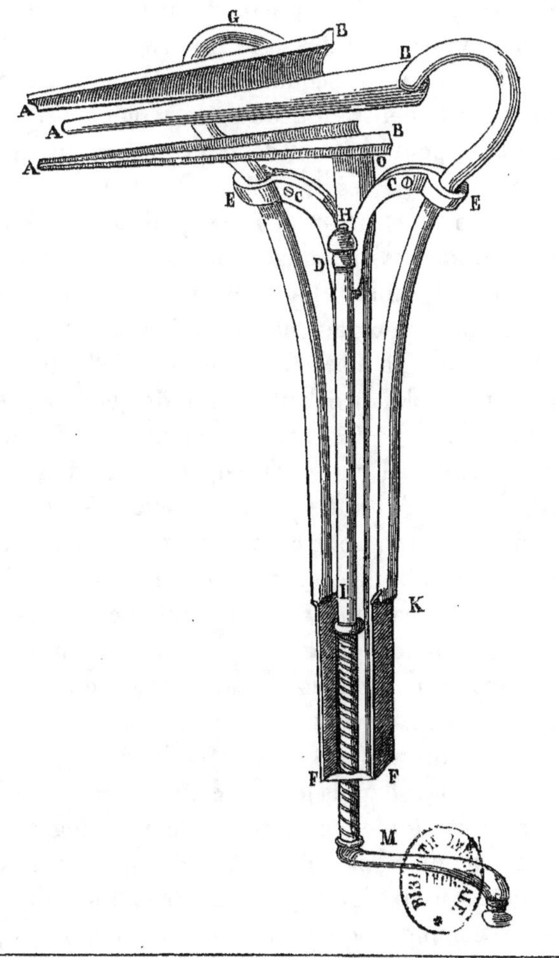

---

(1) Franco, *Traité des hernies, Speculum matricis,* p. 396 ; Lyon , 1561.

*Description de l'instrument.* — Premièrement depuis A jusqu'à B, il est lôg de dix à onze doigts, ce qui est de besoin pour la matrice, comme a esté dit en son lieu. Du costé de B, peult avoir un doigt et demy de large du costé de A, et il est à demy rond. Il est caue, comme la pièce monstre en dedans, en appetissant tirant vers la poincte, tellemêt que à sa poincte il est de la grosseur d'un doigt, peu plus gros les trois ensemble, et fault que la pièce soit forte ; car la force qu'il fault qu'il face, est grande, et quand ces trois pièces sont unies et iointes ensemble, elles font un pertuis du côté de B, qu'on y pourrait mettre le doigt, et la poincte bien petite. La pièce de C, iusques à l'autre C ( la où s'assemble auec l'autre ) cinq doigts de large, et de D, iusques à C, autant ou enuiron D, depuis les deux E E où il y a vn O, auprès de B, de l'O, iusques à K, c'est une pièce laquelle au-dessus fait trois branches. Celle du milieu est ioignante et fermée avec celle de A, iusques à B, et les autres deux, là où sont les deux E E, ioignant auec l'autre dessus dite, deuers L bas, ou est K, le vis passe par dedans icelle et est ioignante auec celle de G, par deux cloux à visette, comme voyez auprès de C, de l'O, iusques à K, peut avoir de lôg enuiron douze doigts depuis les deux G G iusques aux deux F F, c'est toute une pièce. Elle a de lôg en tout seize ou dix-sept doigts. Depuis un G, iusques à l'autre y a six doigts. Elle est assez forte de grosseur, comme le doigt d'un enfant, depuis auprès d'1, iusques à F, est large et assez fort : le large a

de lôg cinq doigts dont la visette par dedâs vers F,
et là est fort et bien espes. Depuis H, iusques à I,
qui est la pièce de la visette, à huit doigts de lôg,
et n'est pas du tout si espes comme les pièces de
G, à la poincte auprès de H, y a une teste, qui entre dedâs la poincte de la pièce que nous parlons,
et y a une petite cheuille de fer à trauers pour le
tenir ensemble, afin aussi qu'elle recule en tour-
noyant; dessous laquelle y a une autre visette comme
les deux, qui sort à mesme œuure, que les autres
d'eux d'auprès comme avons dit. Bref, en ces deux
pièces y a trois visettes, pour les tenir fermes et
ensemble. Car ces deux pièces s'adioustent là où
sont les deux E E et sont caues, afin que la pièce G
passe par dedâs; ioint aussi qu'il fault qu'elles cou-
rent en montant et descendant pour ouurir et fermer, comme la visette leurs fait faire la dite teste,
de quoi faisons mention, tourne et vire à son aise
dedans la pièce releuée qui ce tient, à celle de C
depuis I, iusque à la fin de la visette, à six doigts
de long, vn peu moins, qui est vn peu moins, qui
est veu peu dessous M, elle est assez forte, et fault
que soit bien faicte pour virer rond, et à l'aise, qui
est fort expédient, elle est attachée par vn clou à
la pièce de N, et ce desbatit tirant le clou, comme
faict en sa teste, et les autres deux pièces où sont
les visettes.

« Pareillement la pièce de N a quatre doigts de
lôg, laquelle embrasse la visette, et est bien forte,
le manche peut auoir enuiron deux doigts de lôgueur; et voilà la fin de la description du présent

instrument tant nécessaire, lequel i'ai faict faire à mon plaisir, duquel ie baille ici la figure.

« Il est plus expédient, dit-il encore, et trop plus aisé, et auec ce plutot, et plus honnorablement faict, de procéder avec le speculum matricis, lequel est ici figuré auec la proportion qu'il doit auoir pour estre ydoine à faire telle œuure ; ie dis ceci, parce que il y en a plusieurs qui pour n'estre fais de telle lôgueur qu'il appartient à la proportion du col de la matrice, sont inutiles en cest effaict » (1).

(1566) D'après le Dictionnaire en 15 volumes, M. Colombat, et presque tous les auteurs des traités des maladies des femmes, etc., Rondelet aurait traduit ainsi un passage de Paul d'Egine, article *Phimosis* : « L'instrument appellé διοπερα estant introduit fermé dans la uulue, après soit tourné pour l'ouurir, afin que les conjonctions dudit instrument soient eslargies, et la cauité de la femme soit distédue » (2).

(1574) Jean Gonthier d'Andernach parle assez

---

(1) Dict. en 15 vol., art. *Speculum.* — Colombat, oper. cit., p. 360.

(2) Nous ne savons à qui peut appartenir cette traduction de Paul d'Égine; mais nous pouvons affirmer qu'elle n'est pas de Rondelet. Cet auteur n'a jamais écrit en français. Un de ses ouvrages a été traduit par Étienne Maniald, de Bordeaux, *de Morbo gallico,* en 1576, ouvrage in-12, Bibliothèque nationale. Les autres bibliothèques de Paris ne possèdent pas un seul des ouvrages de Rondelet. Le passage qui fait le sujet de cette discussion ne se trouve pas dans la traduction ci-dessus.

longuement des ulcères et dés inflammations de l'utérus, des injections et des pessaires qui leur conviennent, mais il ne dit rien du *speculum dans ses propres œuvres.*

Nous avons vu plus haut qu'il en parlait dans ses *Commentaires* sur Paul d'Égine.

(1573) Christophe de Vega ne mentionne pas non plus cet instrument dans ses Maladies de l'utérus (1).

Dans un ouvrage in-folio, intitulé *Officina chirurgica,* 1580, Jean André de la Croix (2) met en doute le diagnostic des maladies de l'utérus par les sens seuls (3).

Il attribue cette difficulté au manque d'un in-

--------

(1) *De Cur. carunc.,* pag. 360; Salamanque, 1552, in-fol.

(2) *De Re med.,* t. 2, p. 396 et suiv.; Basileæ, 1571.

(3) *Opera,* in-fol., p. 519; Lugduni, 1571. Bibliothèque nationale.

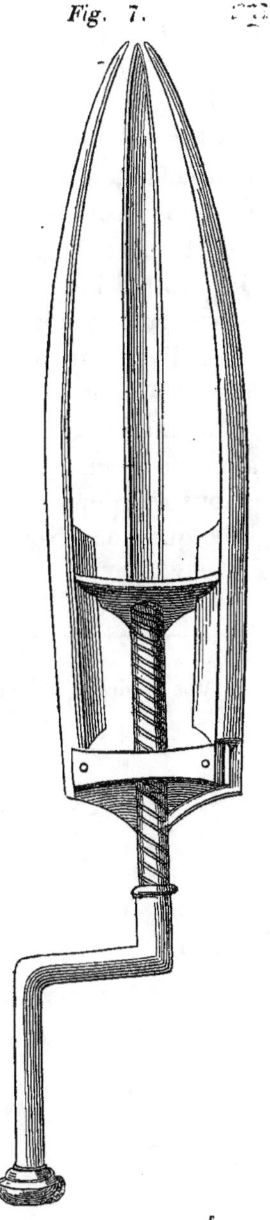

Fig. 7.

strument que les Grecs désignent, dit-il, sous le nom de *dioptœra*, et les Latins de *speculum matricis*.

« Uteri (1) passiones, quia in absconso : residet, « non facile sensibus dignoscuntur; egent porro in- « terdum alicujus instrumenti auxilio, et quod ad « varias hujus loci dispositiones dignoscendas con- « ducit, illud in usum habetur, quod a Græcis *dio-* « *ptœra,* et a Latinis *speculum* matricis vocatur. »

Les divers instruments représentés ensuite par lui sont au nombre de quatre pour l'utérus.

Un cinquième peut être accommodé à l'exploration de l'anus.

Nous reproduisons exactement le texte et les figures que nous avons trouvés dans Jean-André de la Croix.

---

(1) Joa. Andræas a Cruce, p. 38, 39. Biblioth. nat.

Fig. 8.

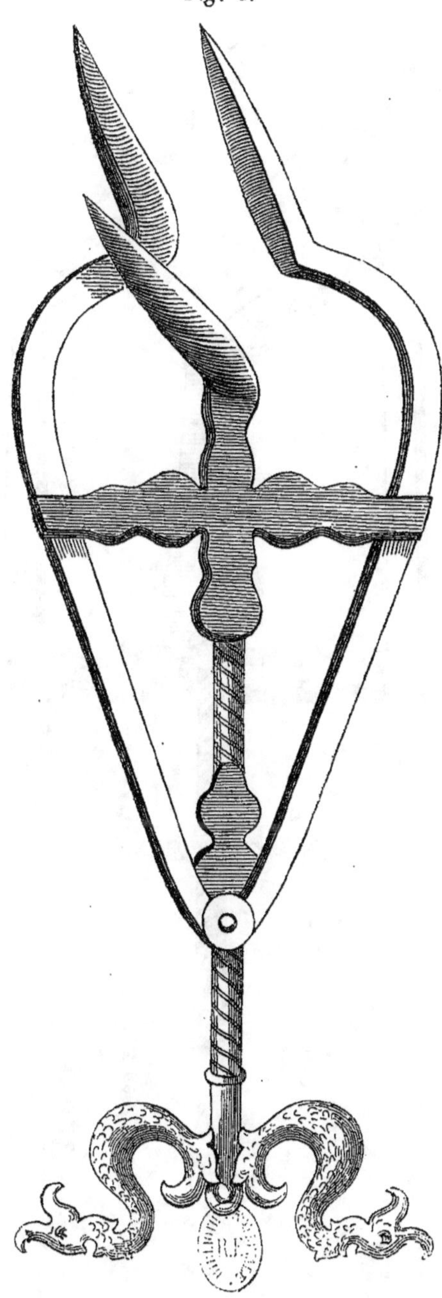

*Fig. 9.*

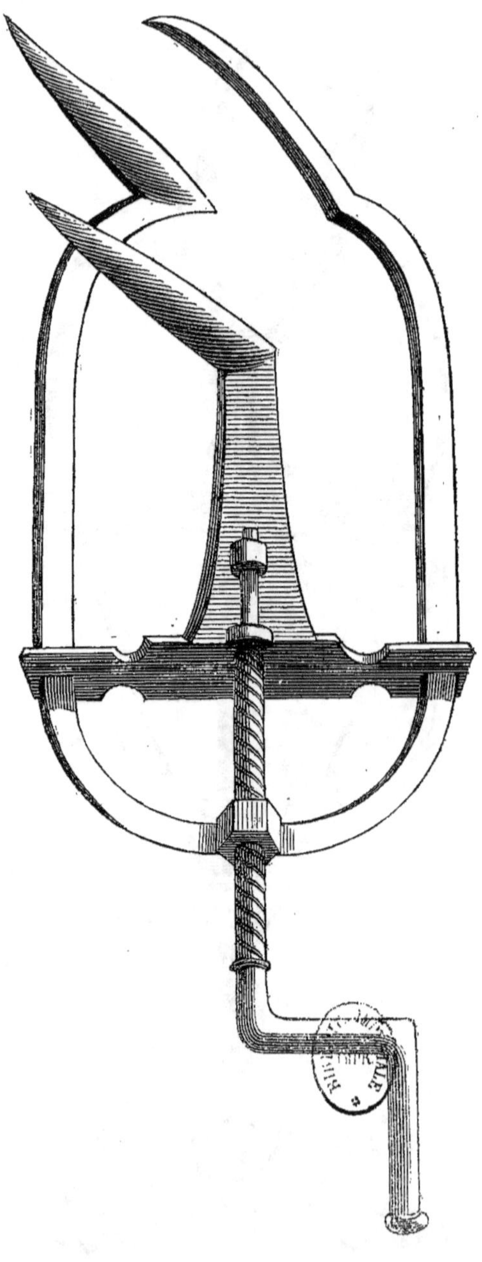

Dioptera. — Aët., lib. 15, cap. 86, 88.

Speculum. — Paul Æginet., lib. 3 ; tract. 4, cap. 3.

Vertigo. — Albuc., lib. 2, cap. 77 (1).

*Fig.* 10. *Speculum uterinum. Fig.* 11. *Speculum ano accomodatum.*

Cels., lib. 7, cap. 28. — Auic., lib. 21, cap. 3 ; tract. 4, cap. 1.

---

(1) Jean André de la Croix n'a pas écrit en latin, et ses ouvrages n'ont pas été traduits en italien, comme le prétendent Sprengel et M. Dezeimeris, etc., dans leur *Histoire de la médecine.* Jean André de la Croix, contemporain de l'immortel Torquato Tasso, a écrit son ouvrage en italien, sous ce titre : *Cirurgia universale,* etc., qui a été traduit successivement en français, en allemand et en latin ; il y a eu plusieurs éditions italiennes ; la dernière et la meilleure, d'après une note manuscrite que nous avons trouvée à la Bibliothèque nationale, est de 1596. Voici comment s'exprime cet auteur dans le passage qui fait suite aux dessins des instruments que nous reproduisons ci-contre : « Il morbo « puo esser commune ai maschi ed alle femine propriamente: « pero alcuni toccano alle donne, etc. etc. »

Giov. Andrea dalla Croce, *Tavola degl' istromenti,* p. 26 ; Venetia, 1583. Si nous avons donné la traduction latine d'abord, c'est que nous avions été induit en erreur, nous la croyions être l'original.

*Fig. 10.*

*Fig. 11.*

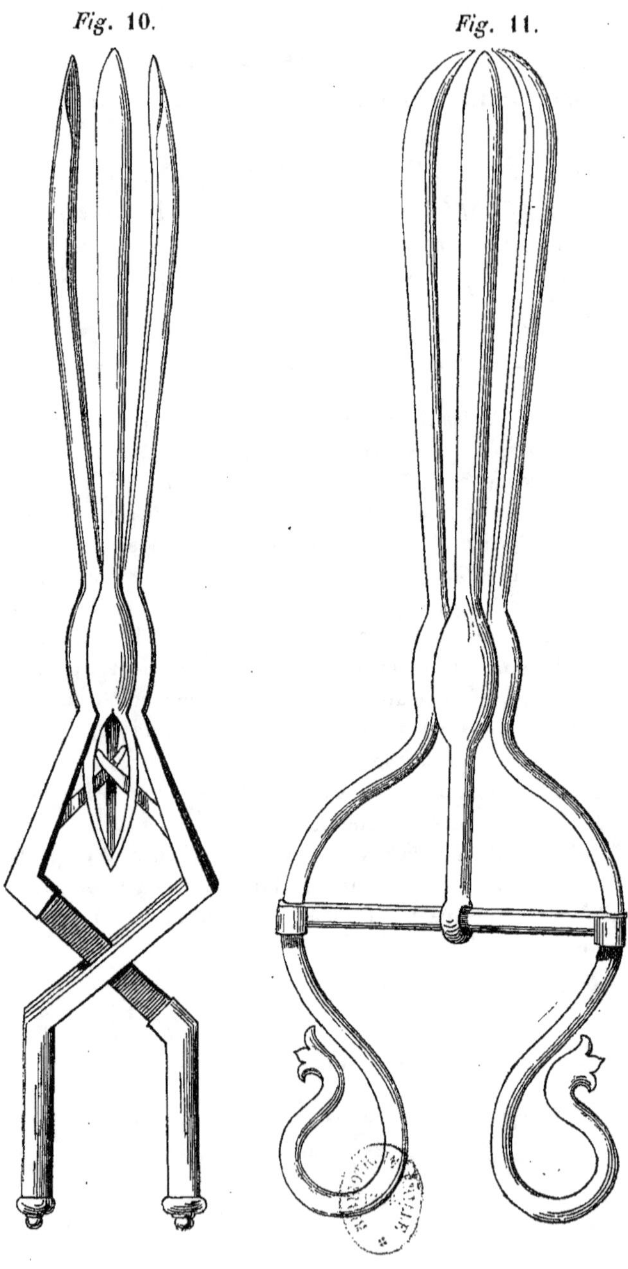

**1592.** Nous trouvons, dans les œuvres d'Ambroise Paré, et à l'article *Cure du thym*, le conseil d'appliquer le *speculum* pour pouvoir regarder plus aisément au fond du vagin. L'auteur donne ensuite les divers *portraicts* du *speculum matricis*.

*Fig.* 12, l'instrument est fermé ; *fig.* 13, le même ouvert.

*Fig.* 12.

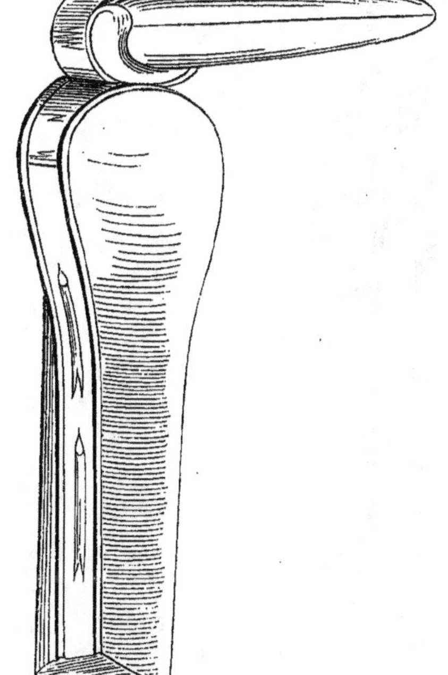

*Fig.* 13.

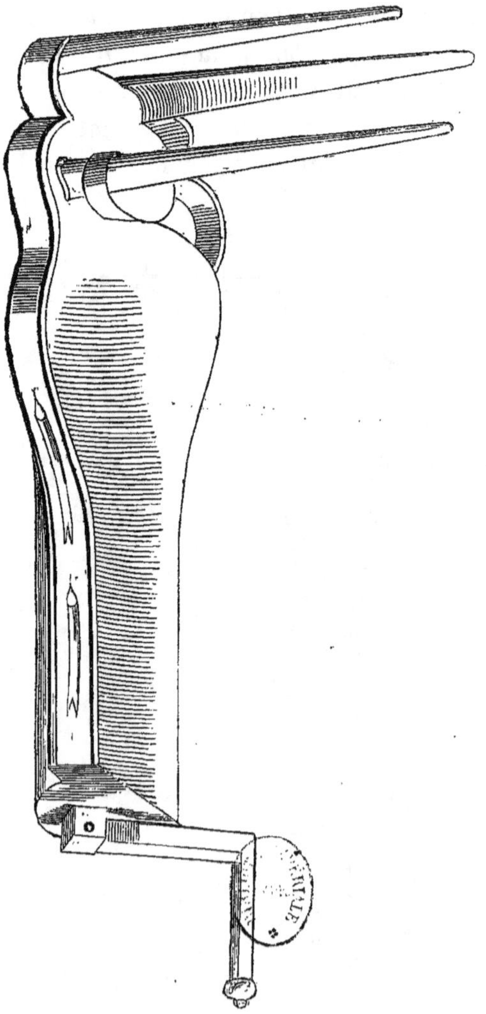

Les figures suivantes, quoique faites d'après le même système, changent un peu quant à la forme.

La *fig.* 14 est représentée ouverte ; la *fig.* 15 est fermée.

Suit leur description que nous allons donner textuellement.

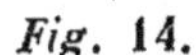

Fig. 14.

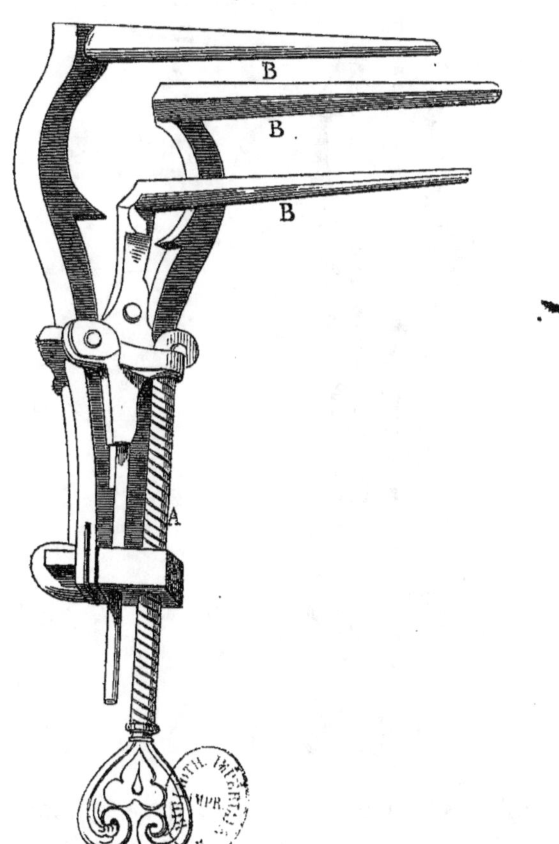



« A démontre la vis qui close et ouure BBB, les branches qui doivent estre de longueur selon l'âge de la femme : et lorsque tu voudras appliquer l'un

5

d'iceux feras situer la femme en cette façon, comme nous avons dit cy-dessus à l'extraction de l'enfant mort, duquel je t'ai baillé le portraict » (1).

*Fig.* 15.

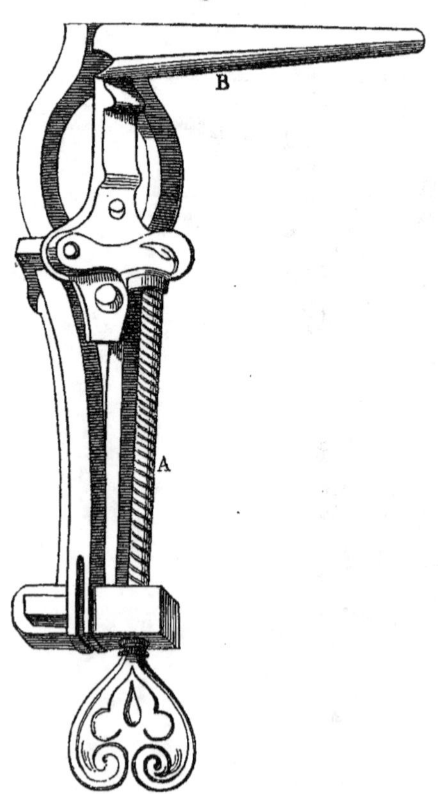


Ambroise Paré a considéré dans la figure suivante le *speculum* comme conducteur de l'air ou de

---

(1) *De la Générat.*, liv. 24, p. 997. OEuvres d'Ambr. Paré, 7e édit; Paris, 1614.

substances à l'état de vapeur ; voici le passage :
« S'il est besoin, sera fait parfum en la matrice
auec choses fort odorantes ; mais premièrement
faut tenir le col de la matrice ouuert, afin que le
parfum puisse mieux entrer dedans, qui se fera
auec un instrument fait en façon de pessaire, pertuisé en plusieurs lieux, à la bouche duquel il y
aura un petit ressort qui le pourra tenir ouuert
tant et si peu qu'on le voudra ; et sera attaché par
deux liens à une bande ceinte autour du corps de
la femme ; le quel sera fait d'or, ou d'argent, ou de
fer blanc ; le portraict duquel est ici donné. »

*Fig.* 16.

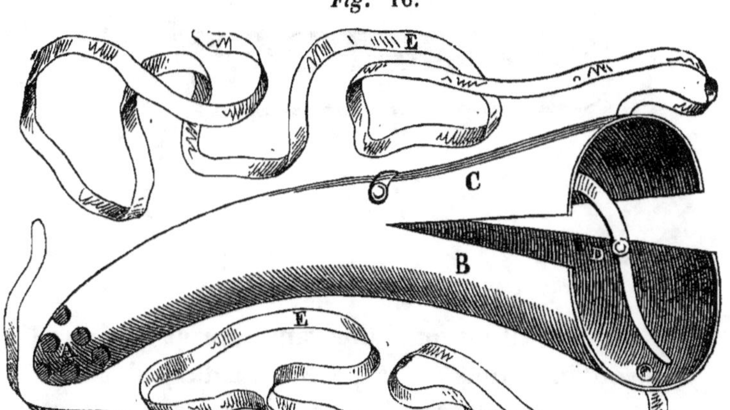


B. Corps de l'instrument.

C. Lame qui, pour rendre la ventilation plus
facile, se lève et s'abaisse par le moyen d'une
charnière.

D. Point d'appui du ressort ou de la manivelle.

A. Extrémité de l'instrument pertuisé.

EE. Liens qui servent à fixer l'instrument. Ils sont attachés à une bande ceignant la taille (1).

(1660) Jean Scultet s'occupe des *dioptres* ou *speculum* de l'anus et de la matrice. Ces instruments sont représentés dans les tables 17 et 18 de la traduction française, par messire Deboze (2).

« La *fig.* 17 est un instrument, ou pour mieux dire, une canule de fer pour dessécher les hémorrhoïdes internes enflées ou qui ulcèrent l'intestin droit dans sa surface.

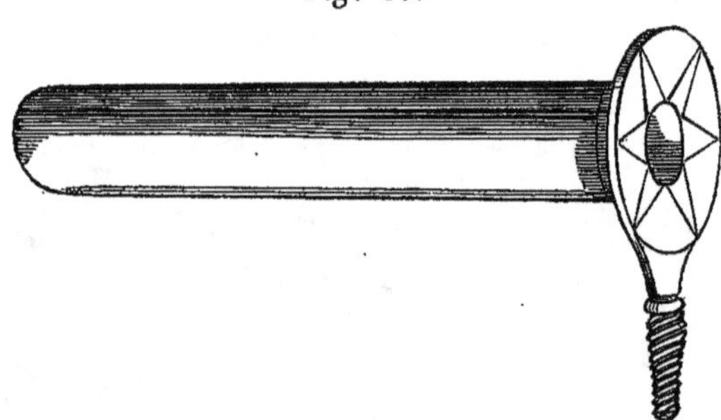

*Fig.* 17.

« La *fig.* 18 est aussi une canule propre à introduire dans l'anus, mais percée à côté (suivant la situation de l'ulcère calleux ou profond qui n'a pu être guéri par les topiques), dans laquelle on introduit un *ferrement ardent*. Par cette canule, les

_______________

(1) OEuvres d'Ambr. Paré, *De la Suffocation de la matrice*, liv. 24, ch. 57, p. 977.

(2) *Armam. chirurg. Sculteti;* Ulmiæ, 1663. In-fol., trad. Deboze; Lyon, 1675.

parties saines de l'intestin sont garanties de l'at-
touchement immédiat du feu que les ulcères seuls
ont besoin de ressentir, deux ou trois fois, pour
leur guérison.

*Fig.* 18.

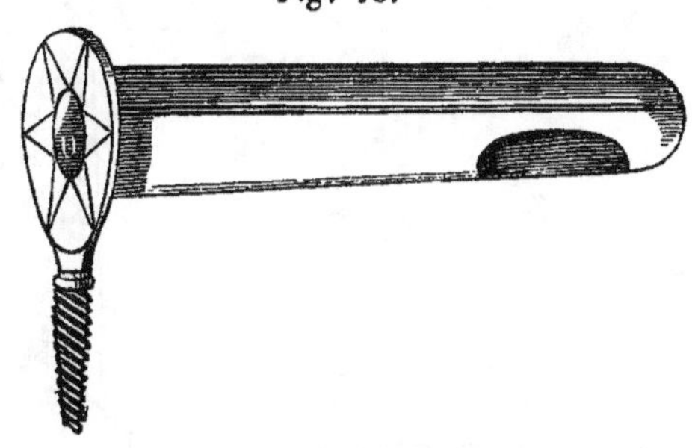

«La *fig.* 19 représente une chandelle ou pour
mieux dire un pessaire fait de cire jaune avec de
l'assa fœtida ; il y a une base très-large répondant
par sa grosseur au col de la matrice, avec lequel
elle est réduite de sa précipitation sans aucune vio-
lence (1).

*Fig.* 19.

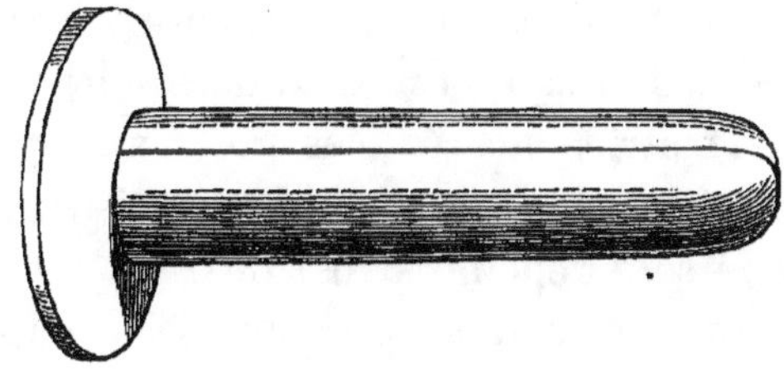

(1) *L'Arcenal chirurg.* de J. Scultet, trad. cit., p. 41 et 43.

« La *fig*. 20 représente le *speculum* qui convient aux femmes (1). Cet instrument a deux valves seulement.

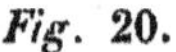

*Fig*. 20.

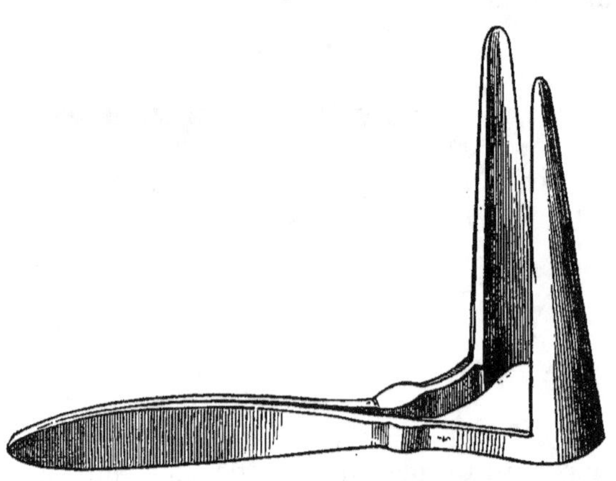

Jean Scultet donne aussi la figure du grand *speculum* ou miroir de la matrice, composé de trois parties ou lames qui éloignent les parties génitales de la femme, lorsqu'on est contraint de tirer le fœtus mort et disséqué en plusieurs pièces dans la matrice, ou lorsqu'il est aussi nécessaire de reconnaître la matrice ulcérée ; ces *dioptres* ou *speculums* doivent être plus grands d'une troisième partie qu'ils ne sont dépeints dans l'ouvrage.

Ce grand *speculum* dont parle ici cet auteur est le même que celui dont nous trouvons la description dans Paul d'Égine.

______

(1) J. Scultet, op. cit., p. 45.

Nous reproduisons la figure qu'en donne Scultet.

*Fig.* 21.

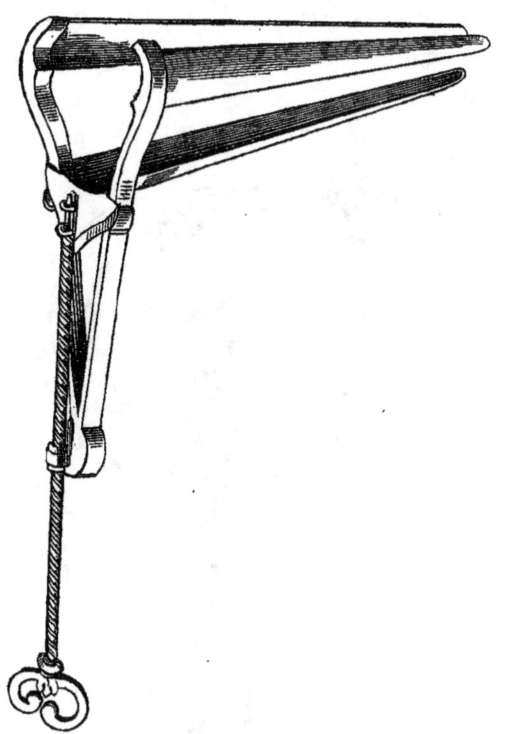

(1742) Nous trouvons dans Garengeot la description très-compliquée d'un *speculum* de la matrice,
également très-compliqué lui-même (1).

Il ne paraît pas que Garengeot ait fait jamais
usage de ce *speculum*, car il lui eût été facile de
bien comprendre sa construction. Il n'en peut être
considéré ni comme l'auteur ni comme le modifica-

_______________

(1) Garengeot, *Inst. chir. ut.*, t. 1, p. 266; La Haye, 1725.

teur, car le mécanisme de l'instrument lui eût été plus familier.

La description de l'instrument étant excessivement longue, nous nous contenterons de transcrire l'explication de la planche que nous allons reproduire.

*Fig.* 22.

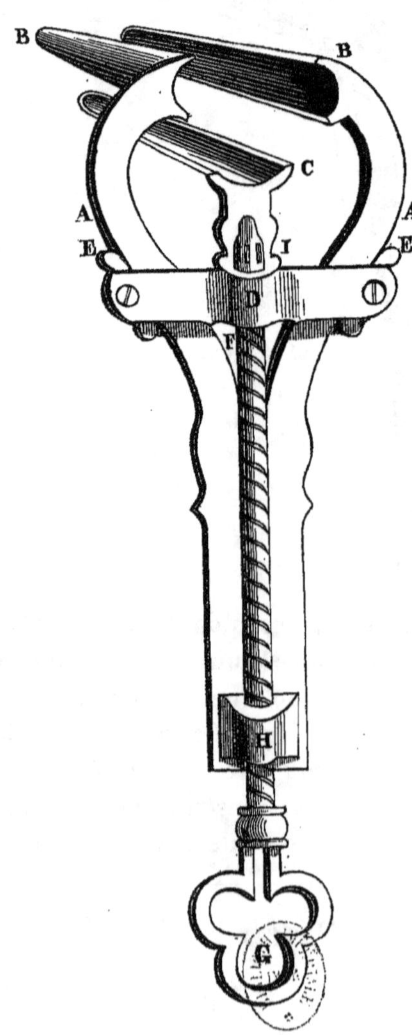

AA. Branches principales.

BB. Lames en forme de gouttière, qui jointes ensemble font le cône. On voit la gouttière de l'une et le dehors de l'autre.

C. Troisième branche, qui laisse voir le dedans de la gouttière.

D. La traverse.

EE. Petites bornes qui obéissent aux mouvements des branches.

F. La vis qui fait mouvoir la machine.

G. Le trèfle, ou double manivelle.

H. L'écrou taraudé dans la tête de la cheville.

I. Le bonnet du pivot.

*Procédé opératoire.* — La manière de se servir du *speculum matricis* est de le tenir avec la main droite à l'endroit de la traverse D; puis, ayant chauffé et frotté d'huile le long bec BB, on porte le doigt indice de la main gauche dans le vagin, et on y introduit, à sa faveur, le bec ou cône fermé, observant de retirer le doigt à mesure que l'instrument avance. L'on prend ensuite l'instrument avec la main gauche par le milieu, et deux travers de doigt au-dessous de la traverse D, afin de prendre le manche de la vis ou le trèfle G avec la main droite et le tourner en dedans, ce qui dilate.

« Quand on veut retirer cet instrument, on tourne le trèfle G en dehors, afin de le fermer, observant de le retirer un peu écarté, crainte de pincer quelque partie.

« L'usage du *speculum matricis* est de dilater le

vagin pour y apercevoir quelques maladies et pour
y opérer. »

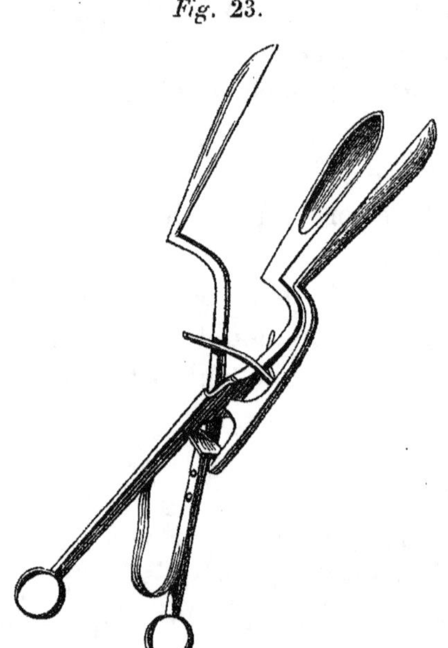

*Fig.* 23.

Cet instrument est attribué au coutelier Perret;
on peut le voir au musée de la Faculté de médecine
(*fig.* **23**).

Nous avons voulu remonter à la source, à l'ouvrage même de cet habile fabricant d'instruments
de chirurgie; nous n'avons pas trouvé cette figure.

Comme on peut le voir, du reste, c'est un vieux
dilatatoire.

Nous reproduisons la figure.

La plupart des auteurs qui ont commenté ou traduit les grands médecins de l'antiquité ont repro-
duit plus ou moins exactement les divers instru-

ments dont nous venons de donner une description succincte et fidèle ; quelques modifications ont été apportées dans la forme, mais le fond est toujours resté le même : aussi n'avons-nous pas voulu surcharger notre travail de figures qui n'auraient rien ajouté à l'histoire de cet utile instrument, dont les accoucheuses et les médecins se sont servis tour à tour dans quelques maladies du vagin ou de la matrice. Tous ces instruments étaient défectueux dans leur application au diagnostic si important des affections que le toucher ne pouvait pas faire reconnaître.

On peut dire que le progrès de cette partie de la chirurgie a été à peine sensible pendant près de neuf siècles. C'était déjà un grand pas de fait, sans doute, de comprendre que les affections utéro-vaginales avaient besoin du secours de la vue pour être étudiées complétement. Mais en vain le premier auteur du *dioptre* ou *speculum* avait ouvert la voie, ses successeurs l'avaient suivie passivement, et, au lieu de chercher des moyens simples pour atteindre le but, ils avaient pour ainsi dire, à l'envi les uns des autres, compliqué tellement le mécanisme de ces instruments, qu'ils les avaient rendus à peu près inaccessibles à la pratique. Tant il est vrai que les hommes se persuadaient, avant que Bacon eût fait jaillir la clarté dans les sciences, que toute science, pour être de bon aloi, devait se montrer hérissée d'effroyables difficultés.

On cesse de s'étonner, dès lors, que les maladies des femmes soient demeurées si longtemps un mystère ou du moins un chaos indéchiffrable.

D'ailleurs, sous beaucoup d'autres rapports, la chirurgie de nos ancêtres n'était pas plus avancée.

On peut en juger facilement en rapprochant les diverses figures que nous avons reproduites de celles qu'on peut voir dans Ambroise Paré, Scultet, etc., relativement aux appareils qu'on avait imaginés pour réduire les luxations et surtout pour pratiquer certaines opérations sur les membres avec le *billot*, la *gouge* et le *maillet*.

Les découvertes importantes de la fin du 18ᵉ siècle et du commencement du 19ᵉ nous éloignent beaucoup des siècles précédents. C'est dans l'espace de soixante années environ que la science fut portée si loin par les Louis, les Le Cat, les Levret, les Sabatier, les Bichat, les Corvisart, les Boyer, les Delpech, les Dupuytren, etc. (1784-1835). C'est dans cet espace de temps si court qu'Avenbrugger (1761) découvrait la percussion immédiate du thorax; que Récamier (1812) ressuscitait l'application du speculum tombé dans l'oubli; que Laennec (1819) donnait au diagnostic l'auscultation, M. Piorry (1827) la percussion médiate de tous les organes; que M. Jackson, des États-Unis d'Amérique (1847), s'immortalisait par la plus sublime découverte des temps modernes, par l'application des éthers aux opérations chirurgicales; affranchissant ainsi désormais l'espèce humaine de la douleur et de la souffrance; enfin, que tant d'autres s'illustraient par des inventions faites au profit de la science et de l'humanité.

*Invention du speculum plein et brisé.*

Dans une lecture que M. le professeur Récamier fit à l'Académie de médecine sur ce sujet : *Recherches sur quelques maladies des femmes, Invention du speculum plein et brisé*, cet auteur raconte de quelle manière il avait été conduit à faire usage d'un *speculum*. Il avait remarqué les difficultés dans lesquelles se trouvaient trop souvent les médecins lorsqu'ils étaient appelés à donner leurs soins à des malades atteintes d'affections utérines, et, par suite de ces difficultés, il avait compris les nombreux insuccès qui se présentaient tous les jours dans la pratique. En effet, que pouvaient la *palpation*, le *toucher* seuls, ou réunis, dans une foule de circonstances où il importait si fort de reconnaître, surtout par la vue, les maladies, et les distinguer l'une de l'autre à des caractères dont les précédents moyens ne pouvaient en aucune manière donner conscience (1)?

_______

(1) Lorsque les médecins du 18ᵉ siècle se trouvaient embarrassés tant de fois dans le diagnostic des maladies du vagin et de la matrice, à qui devaient-ils en imputer la faute? Tous les auteurs que nous avons cités plus haut n'avaient-ils pas eu le soin de leur dire : «N'apportez pas seulement votre doigt dans le vagin, lorsqu'une femme souffre de ce côté, mais multipliez, au contraire, vos moyens d'exploration, employez le secours de la vue.» Que faisaient donc les médecins du 18ᵉ siècle et dans quels livres lisaient-ils ?

On a dit avec beaucoup de raison : le véritable inventeur

L'embarras dans lequel s'étaient trouvés les médecins du 18ᵉ siècle, M. Récamier l'avait éprouvé
également au commencement du 19ᵉ.

Ce fut une jeune femme souffrant dans les parties sexuelles, qui étaient le siége d'un écoulement
puriforme assez abondant, qui lui fournit la première occasion d'appliquer enfin la vue au diagnostic des maladies du vagin et de l'utérus. On
avait eu recours à un grand nombre de moyens
ordinaires pour combattre l'écoulement; il persis-
tait néanmoins.

M. Récamier pratiqua le *toucher*, qui lui fit aussitôt reconnaître une lésion du col. Mais quelle
était sa nature? serait-il possible de la traiter
comme une ulcération de l'arrière-gorge ou de la
bouche? C'est alors qu'il essaya d'atteindre ce double but, si important, à l'aide d'un *cylindre creux*
proportionné aux dimensions du vagin. Dans cette
intention, il fit construire une *canule de fer-blanc* à
bords arrondis et de *huit lignes* ou 0ᵐ, 02ᵐ seulement de diamètre. L'ulcération, exactement reconnue, fut touchée tous les jours avec un pinceau
trempé dans du miel rosat, associé à du collyre de

---

est celui qui découvre, mais celui-là invente aussi, qui s'em-
pare de cette découverte, qui la règle et la vulgarise. Le
speculum, avant M. Récamier, n'était qu'un dilatatoire très-
incommode, sans doute, mais il existait. Son application
était très-restreinte. M. Récamier l'a étendue considérable-
ment, et sous ce rapport, il a bien mérité de la science et
de l'humanité.

Lanfranc, et la guérison ne se fit pas longtemps at-
tendre, hâtée qu'elle fut d'ailleurs par l'usage de la
liqueur de Van Swieten.

Les déclarations du mari de cette jeune dame
vinrent plus tard légitimer le diagnostic du célèbre praticien.

M. Récamier appliqua bientôt cet instrument à
des pansements d'ulcères cancéreux du col de la
matrice. Puis, plus tard, la *canule* devint un *cylindre en étain, à parois vivement réfléchissantes,*
avec lequel M. Récamier, en 1816, parvint à voir
au fond du vagin aussi nettement qu'au fond de
l'arrière-gorge.

Bayle, ayant eu connaissance de ces faits, en parlait déjà dans l'article *Cancer* du *Dictionnaire des
sciences médicales* (1). «M. Récamier, médecin de
l'hôtel-Dieu de Paris, est parvenu, dit cet auteur, à porter différentes substances médicamenteuses (2) immédiatement sur l'ulcère, à l'aide d'un
pinceau conduit dans un tube de métal ou de
gomme élastique qui écarte les parois du vagin et
embrasse dans son orifice supérieur toute la partie saillante du col de la matrice. Ces essais, ré-
pétés avec prudence, conduiront peut-être un
jour à quelques méthodes de traitement plus effi-

______

(1) Tome 3, p. 604; 1812.

(2) Comme nous venons de le voir, c'est surtout pour
pouvoir faire des pansements réguliers, aussi exacts que
dans la bouche, que M. Récamier conçoit l'idée de son speculum.

caces que celles auxquelles nous sommes réduits. »

L'avenir a prouvé que les espérances de Bayle étaient réalisables, et que l'époque n'était pas éloignée où l'emploi du *speculum* rendrait aux femmes les plus grands services dans des affections qui auparavant étaient considérées comme incurables.

(1816) Le premier *speculum* de M. Récamier était un *cylindre creux en étain bien poli*, ayant l'extrémité, qui doit rester en dehors du vagin, largement évasée, et taillée de haut en bas en bec de flûte ; elle a **22** lignes ou **0,05**$^m$ environ de diamètre, tandis que l'extrémité qui vient reposer sur le col de l'utérus n'a que 16 lignes ou **0,04**$^m$ environ ; sa surface interne, faisant l'office d'un réflecteur, éclaire d'une vive lumière les parties sur lesquelles cet instrument est appuyé lorsqu'on place une bougie à l'orifice antérieur de ce tube conique. Ce tube était très-long dans le principe ; Dupuytren le réduisit à la longueur ordinaire du vagin, et fit ajouter un manche de 5 pouces ou **0,14**$^m$ environ de long, s'élevant à angle droit du bord de son ouverture la plus large. Avec cette modification, le *speculum* est tenu dans le vagin d'une manière fixe, et on peut opérer sans aucune gêne et en voyant nettement ce que l'on fait. Nous représentons la *fig.* 24 avec l'*embout* dont M$^{me}$ Boivin donna, quelque temps après, l'heureuse idée, en apportant aussi quelques modifications à cet instrument.

Fig. 24.

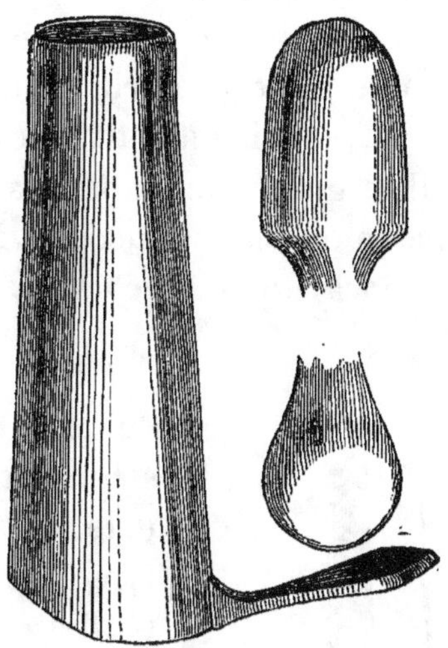

Nous n'indiquons qu'en passant la malheureuse idée que M. Récamier émit quelque temps après, à propos du *speculum brisé* qu'il présenta à l'Académie. Ce médecin distingué souleva une discussion fort orageuse lorsqu'il vint déclarer, malgré l'infirmation de l'expérience, que la dilatation de l'anneau vulvaire devait être préférée à la dilatation du fond du vagin.

Il présentait un instrument à deux valves basé sur le même principe de son *speculum* plein.

Ses conclusions furent, avec juste raison, complétement rejetées.

(1821) Antoine Dubois a fait pratiquer à la région supérieure de cet instrument une échancrure pour rendre accessibles à la vue les fistules urinaires qui sont l'effet de la gangrène du vagin et du col de la vessie, après certains accouchements (1).

Dupuytren coupa le *speculum* plein en biseau à son extrémité utérine et horizontalement sur sa face supérieure, ce qui constituait dès lors une espèce de cuiller, qui ne manquait pas d'être bien mauvaise, parce que la muqueuse, venant à tomber dans sa concavité, empêchait et la vue et les manœuvres.

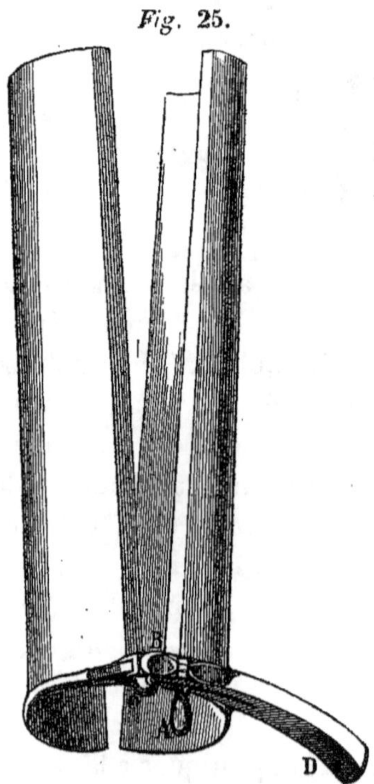


*Fig.* 25.

(1825) Le *speculum* de M^me Boivin, construit d'après le modèle de l'ancien *speculum* à deux branches, se divise en deux parties qui glissent l'une sur l'autre, par les bords des deux moitiés du cylindre (*fig.* 25).

D est la queue de l'instrument.

B est une clef qui permet le jeu de l'instrument.

A est la clef d'arrêt.

C, le point de réunion des deux valves quand l'instrument est fermé.

(1) *Dictionnaire des sciences médicales, Speculum,* Patissier; Paris, **1821.**

Voici comment on le manœuvre : on prend l'instrument de la main droite, le point D correspond à la paume de cette main ; puis le doigt indicateur de chaque main étant appuyé fortement sur la face concave de chaque moitié du cylindre, on écarte comme si on voulait déchirer un objet.

Cet instrument a quelques avantages, tant que ses valves ne laissent point entre elles d'intervalle considérable ; mais, dans le cas contraire, la muqueuse vaginale vient faire hernie dans les rainures et peut être pincée quand on rapproche les deux pièces pour fermer et retirer l'instrument. M^{me} Boivin a encore ajouté à son *speculum* une modification importante ; nous voulons parler de l'*embout,* addition heureuse qui rend l'introduction plus facile et moins douloureuse. On a fait à cet *embout* des reproches, à notre sens, peu mérités, ou qui, dans tous les cas, ont été fort exagérés par les auteurs.

M. Legrand, peut-être pour avoir le mérite d'un changement, a fait réduire la saillie ordinaire de l'embout de 5 à 6 millimètres.

(1829) Lisfranc se servait d'un *speculum* presque semblable à celui qu'a figuré Scultet. Il est formé aussi de deux valves, soutenues chacune par un manche, composé de deux pièces CB réunies, à articulation, au point C. Quand on rapproche l'une de l'autre leurs extrémités libres, les deux valves s'écartent. On les maintient dans un écartement convenable au moyen d'un curseur A

monté sur la traverse qui réunit les deux pièces
qui constituent le manche (*fig.* 26).

Fig. 26

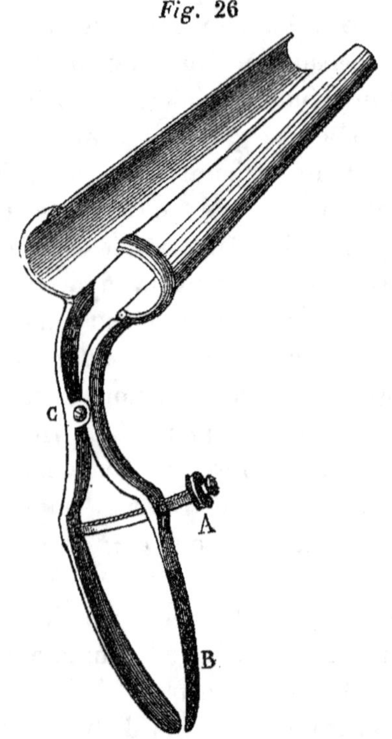

(1827) M. Guillon a proposé un *speculum* en
cuivre argenté, de 5 pouces ou 0$^m$,14$^m$ environ de
longueur, et composé de deux segments de tube,
réunis par leur plus long bord au moyen d'une
charnière. Lorsque le *speculum* est fermé, il a la
forme d'un cône tronqué, aplati, dont la base offre
une coupe oblique; un embout d'ébène qui s'adapte
au sommet en facilite l'introduction. Deux branches

fixées à la base de cet instrument, se croisant comme des branches de ciseaux, ouvrent et ferment au moyen d'une crémaillère A qui en règle l'élargissement.

La lettre D représente la charnière qui réunit les deux valves (*fig.* **27**).

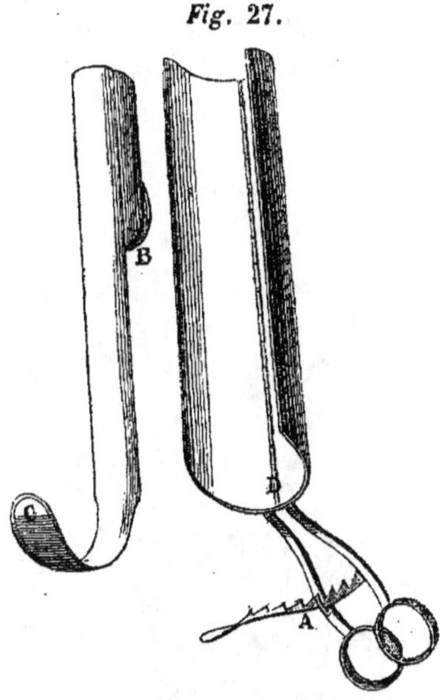

Fig. 27.

Un troisième segment sert, lorsque les deux segments fixes sont ouverts, à convertir l'instrument en un tube complet.

C. Queue du troisième segment.

B. Ajoutage qui vient glisser dans la rainure pratiquée sur le bord libre des deux segments fixes.

M. Guillon, convaincu, après l'essai de ce premier instrument, de la nécessité qu'il y avait à ne pas dilater l'*anneau vulvaire*, tandis qu'il y avait de grands avantages à agrandir le *cul-de-sac vaginal*, a fait des tentatives assez heureuses dans la recherche d'un instrument qui pût remplir cette double condition.

Il imagina, en 1831, un *speculum* composé de sept petites valves DDD, unies les unes aux autres par une petite goupille, mais libres à la base de l'instrument, c'est-à-dire à l'extrémité vulvaire, et formant levier (*fig.* 28).

*Fig.* 28.

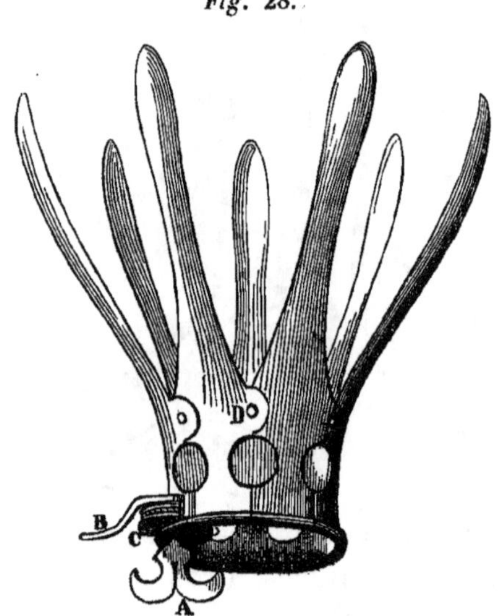

C est une petite poulie autour de laquelle s'enroule une corde à boyau qui passe dans les trous qu'on aperçoit au collet de l'instrument.

A est la clef qui fait tourner la poulie.

B est le petit manche de l'instrument.

Comme la figure le fait voir, pendant que l'extrémité libre des petites valves dilate plus ou moins le fond du vagin, l'extrémité vulvaire, au contraire, se rétrécit et permet d'atteindre le but que son auteur s'était proposé.

Nous verrons plus loin le parti que plusieurs praticiens on tiré de cette idée.

En 1832, M. Sanson, fabricant d'instruments de chirurgie, a construit un *speculum* en argent, roulé en cornet de papier (*fig.* **29**).

*Fig.* 29.

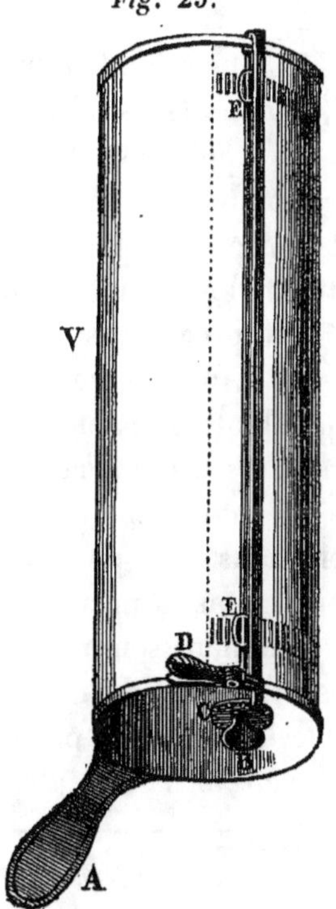

A est le manche qui permet de maintenir l'instrument en place dans le vagin.

EE. Tige en acier, extérieure, qui supporte une seconde tige intérieure, parallèle, constituée en arbre tournant ; à ses deux extrémités est une tête à dentelures ; celles-ci viennent s'arrêter, lors de la dilatation, sur un engrenage que l'on voit en EE.

V est le cylindre lui-même.

B, la clef.

C, un engrenage plat pour l'arrêt.

D, une seconde clef qui maintient l'instrument lorsqu'il est ouvert ou fermé à un degré convenable.

En 1833, M. Jobert (de Lamballe) trouva, avec juste raison, comme M. Guillon, que le *speculum* plein n'était pas applicable dans tous les cas, et qu'au lieu des nombreuses valves que quelques-uns avaient, mal à propos, on pouvait le réduire à deux seulement et l'employer chez toutes les femmes.

D'ailleurs les précédents, excepté celui de M. Guillon, ont l'inconvénient de dilater tant à l'extérieur qu'à l'intérieur, et les tiges qui les font mouvoir gênent les manœuvres.

Il pensa alors que le *speculum* serait dépourvu de ces imperfections, si on pouvait en construire *un* qui se dilaterait dans sa portion utérine, pendant qu'il se rétrécirait dans son extrémité vulvaire (1).

Il fit réaliser son idée par M. Charrière. L'instrument est cylindrique et présente deux extrémités, une *vulvaire* et l'autre *utérine* ; il est formé

_______________

(1) Jobert, *Plaies d'armes à feu*, p. 381 ; Paris, 1833.

de deux portions de cylindre, lorsque celles-ci sont
écartées, et constitue un cylindre régulier lorsqu'elles sont rapprochées (*fig.* 30).

*Fig.* 30.

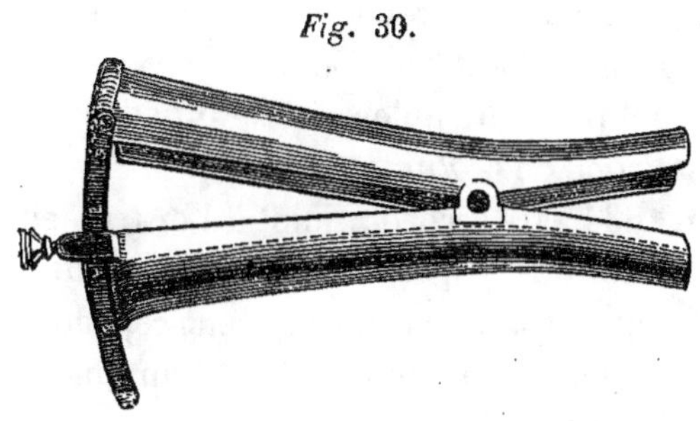

L'extrémité vulvaire est maintenue d'une manière fixe par une tige d'acier, disposée en forme
de segment de cercle qui passe d'une branche à
l'autre, et arrêtée par une vis de pression au point
convenable.

L'extrémité utérine, à peu près au niveau du
tiers interne avec les deux tiers externes, offre une
charnière à la face supérieure. Les branches ou
portions de cylindre, longues d'environ 8 pouces
ou 0,22 centimètres, présentent une séparation
dans toute leur étendue inférieurement, pendant
qu'une charnière non apparente à l'extérieur, et
même peu saillante en dedans, établit la communication des deux branches de l'instrument et in-
terrompt dans ce point, par conséquent, la fente
qui existerait aussi sans elle, dans toute la portion
du *speculum* que nous appellons *pubienne*.

Cette modification de M. Jobert est des plus
heureuses ; elle est, à la vérité, la réalisation de

l'idée de M. Guillon, moins la complication du mécanisme qui nuit toujours à la propagation des bon-
nes choses.

M. Jobert a donc rendu à la science et à la pratique un important service.

Le seul reproche qu'on puisse lui adresser, c'est
la *restriction* de la *dilatation*.

(En 1834) M. Ricord a joint à l'instrument dont
nous venons de parler deux manches que M. Jobert avait proscrits et qui peuvent cependant être
enlevés à volonté. Ils sont articulés sur chacune des
deux portions du cylindre (*fig.* 31).

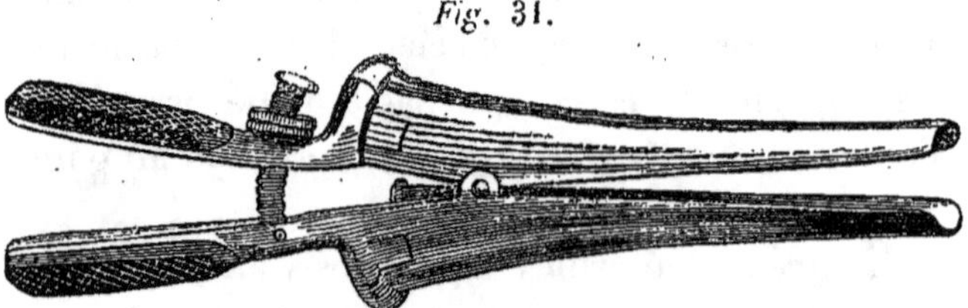

Fig. 31.

Il a placé la charnière qui unit les deux valves à
l'endroit qui correspond ordinairement à l'orifice
vulvaire. C'est donc presque en dehors de cet orifice, et pas aussi profondément dans le vagin,
comme dans l'instrument de M. Jobert, que se fait
la dilatation ; ce qui permet de mettre plus largement à découvert le col de l'utérus, et de le pouvoir bien examiner. Ce *speculum* ressemble donc
en principe à celui de M. Jobert.

Une autre différence consiste en ce qu'il est
maintenu dilaté au moyen de la tige transversale
placée dans les deux manches adaptés aux valves,

au lieu du segment de cercle en acier, maintenu par une vis de pression et passant d'une moitié de cylindre à l'autre, comme on peut le voir, d'ailleurs, en comparant les deux figures ci-avant.

(1835) Nous donnons ici le dessin d'un instrument de M. le docteur Colombat (1), qui n'est que la reproduction fidèle de l'instrument de M. le docteur Guillon. Nous ne comprenons pas quels avantages nouveaux son auteur a pu y découvrir. Les seules modifications que nous y trouvons sont l'addition d'une vis, l'allongement du manche et l'absence de la corde à boyau, remplacée par un anneau en fer (*fig.* 32).

Fig. 32.

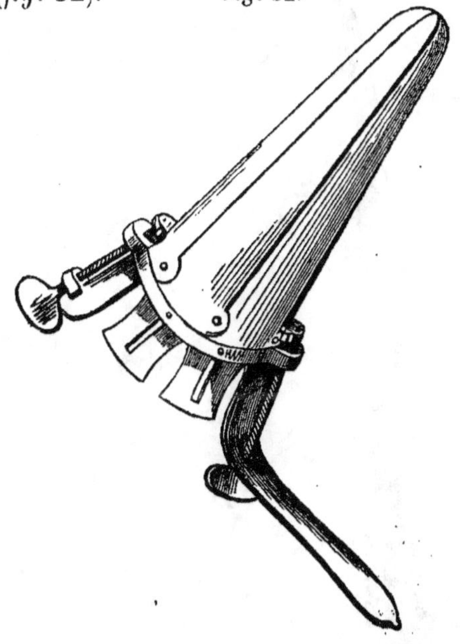

---

(1) Colombat, loc. cit., p. 107.

(1835, *fig.* 33) Cet instrument, en forme de cuiller, est employé par M. Leroy d'Étiolles pour porter
des caustiques sur le col de l'utérus (1).

*Fig.* 33.

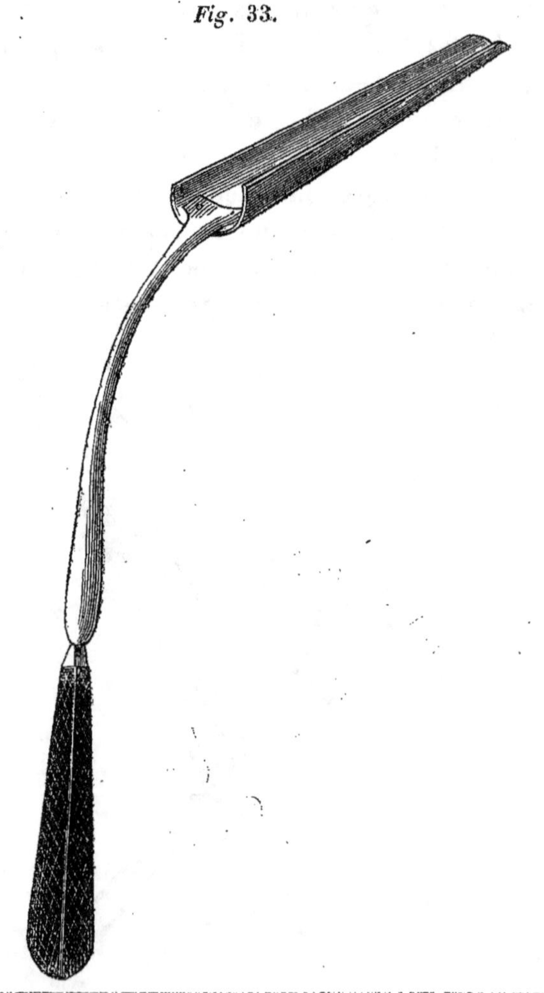

---

(1) Bourgery, *Médecine opératoire* ( *Anatomie de l'homme* ),
liv. 7, pl. 76.

C'est une élégante modification des cuillers utéro vaginales de Dupuytren et de M. Lallemand, qu'on peut voir au musée de la Faculté de médecine de Paris.

(*Fig*. 34) Gouttière en ivoire de M. Leroy d'E- tiolles pour faciliter l'inspection des fistules vésico- vaginales, et pour rapprocher les bords de leur plaie.

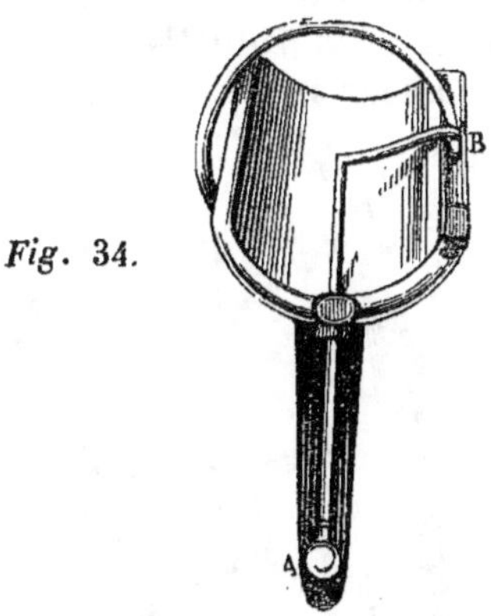

Fig. 34.

(*Fig*. 35) Speculum bivalve de M. Leroy d'Etiolles.

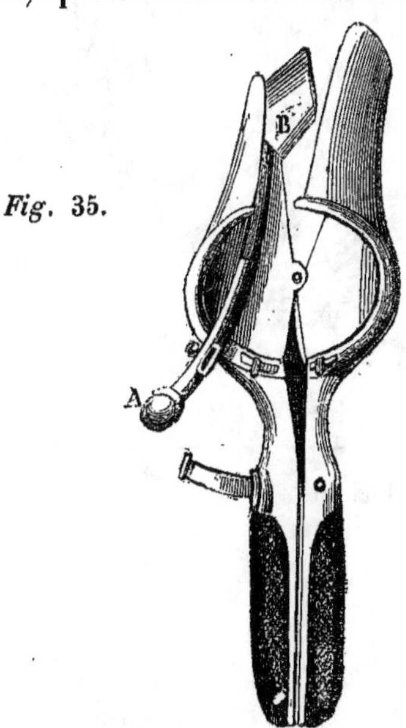

Fig. 35.

L'une des valves est brisée. La partie mobile, à l'aide d'une charnière, sert à incliner à volonté le museau de tanche. B, Segment mobile. A, Bouton.

(*Fig.* 36) Grand speculum bivalve du même auteur, employé pour aviver la membrane muqueuse sur le bord des fistules.

Un pignon d'engrenage BC fait saisir la membrane muqueuse par une griffe D.

Une lame E, poussée par le bouton A, excisé cette membrane (1).

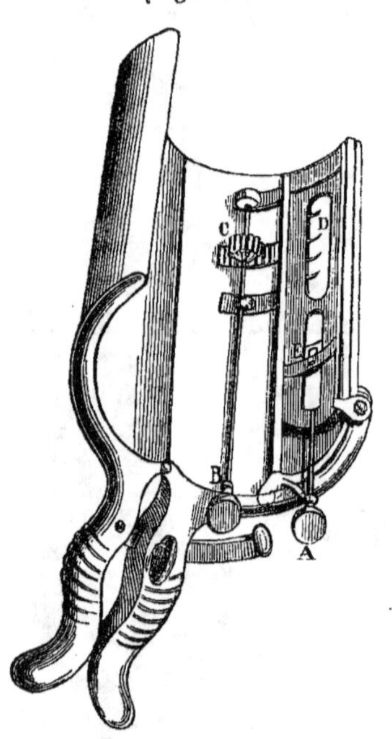

|Fig. 36.

---

(1) Bourgery, loc. cit.

(1836) Non contente de ce qu'elle avait fait pour le *speculum*, Mme Boivin voulut perfectionner son premier instrument en le faisant servir à *cautériser*, lorsque besoin serait, la face interne du vagin et à poser des sangsues. Dans cette intention, elle fit pratiquer sur une des valves une petite fenêtre C que l'on fermait à volonté, à l'aide d'une valve B qui glissait dans une coulisse. Cette addition n'était pas dépourvue d'importance, et cependant elle n'a pas été adoptée, elle est passée à peu près inaperçue.

M. Sanson a fait ouvrir cet instrument par un mécanisme très-différent de celui qui était adapté au premier speculum de Mme Boivin.

Il suffit de visser et de dévisser le point A pour écarter ou rapprocher les deux valves l'une de l'autre.

DE représente l'embout.

E s'adapte à l'extrémité du manche.

Fig. 37.

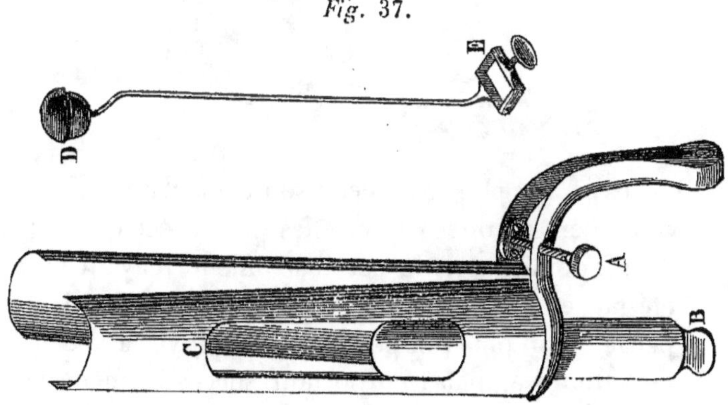

La malade peut, par le moyen de cet embout, tenir elle-même l'instrument, pendant que l'on opère; ce qui peut être très-utile, quand on n'a pas d'aides (*fig. 37*).

En 1838, M. Ricord avait imaginé, sans savoir qu'il était question du même moyen dans Ambroise Paré, d'isoler les surfaces malades à l'aide d'un *speculum* fenêtré, et de permettre par là l'introduction continuelle de l'air extérieur.

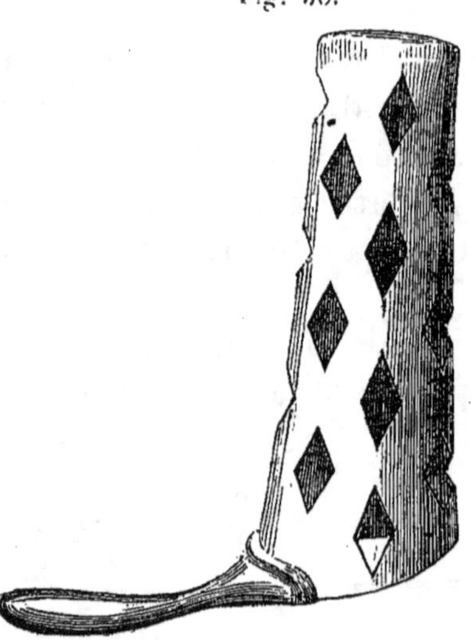

Fig. 38.

Les parties plus exposées à son contact guérissent généralement mieux que celles qui lui échappent; mais l'application de cet instrument n'ayant pas été facile, M. Ricord dut y renoncer. Plus tard, il pensa qu'on pourrait peut-être l'employer à la cautérisation vaginale, en portant successivement la pointe du crayon de nitrate d'argent sur la muqueuse qui viendrait à s'engager dans chacune des fenêtres. Nous donnons la figure de cet instrument, qui n'a été probablement vu que par très-peu de personnes, car M. Ricord ne l'a pas fait exécuter pour le livrer à la pratique (*fig.* 38).

M. le D*r* Ricque en a fait exécuter un à peu près semblable, nous a-t-on dit, par M. Sanson, coutelier. Nous n'avons pas pu nous le procurer; on ne s'en sert pas dans la pratique.

On a donné le nom de *speculum à développement* (1839) à deux instruments qui parurent presque en même temps, imaginés, l'un par M. Charrière, à trois valves, l'autre par M. le D*r* Ségalas, à quatre valves. Dans l'instrument de M. Charrière (*fig.* 39),

*Fig.* 39.

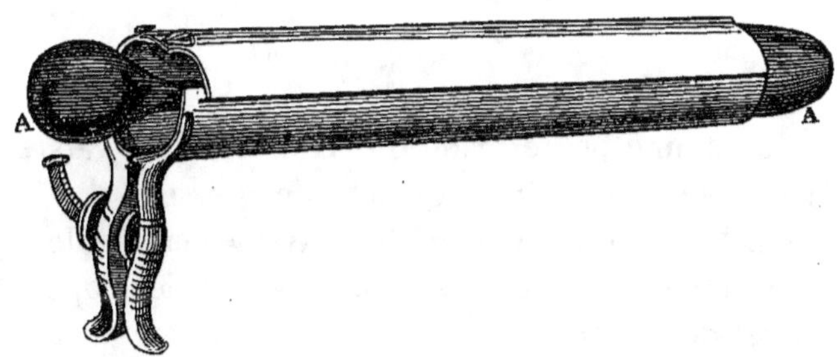


l'une des valves s'applique sur l'autre quand il est fermé, et la découvre à mesure qu'on ouvre le *speculum*.

Dans celui de M. Ségalas, les deux valves supérieures sont placées en dedans des valves inférieures, ainsi que nous l'avons fait représenter par cette figure (*fig.* 40).



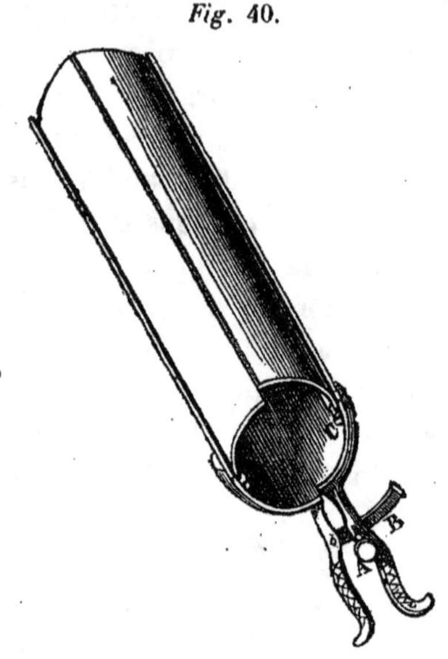

C'est une petite bride qui maintient les valves supérieures et dans laquelle elles glissent. A, le manche de l'instrument. B, traverse-crémaillère permettant l'élargissement ou mieux le développement de l'instrument. On avait fait, et on fait encore tous les jours, des reproches aux *speculums* de MM. Jobert et Ricord. Ces reproches sont, selon nous, très-mérités.

Malgré le soin qu'on peut mettre à introduire le *speculum* bivalve et à le dilater dans le vagin, il est rare que, dans le passage successif de la dilatation au rétrécissement, et *vice versa*, on ne pince pas la muqueuse, qui vient sans cesse faire hernie entre l'écartement des deux valves ; c'est pour obvier à cet inconvénient, souvent fort douloureux pour les malades, que M. Charrière (1841) a eu l'heureuse idée de combler le vide laissé entre les deux valves des *speculums* Jobert et Ricord, par deux autres valves, l'une supérieure, l'autre inférieure, pouvant s'enlever facilement quand on le juge convenable.

*Fig* 41.

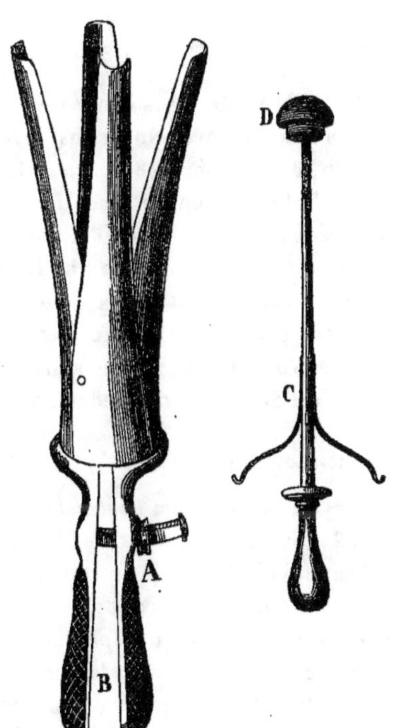

Avec cette dernière modification, le col ne peut guère échapper ; on n'a pas à craindre la procidence de la muqueuse vaginale, et la cautérisation, comme la pratique M. Ricord, est infiniment plus facile, puisqu'on agit avec un *speculum* presque plein (*fig.* 41).

CD, embout à deux ressorts, servant à maintenir baissées les deux valves surajoutées.

M. le D\ Saintard a présenté, le 21 octobre 1847, à l'Académie de médecine, un *speculum double* (1), pouvant permettre, dit-il, de cautériser

---

(1) Comme le Bulletin de l'Académie de médecine et la plupart des journaux de médecine consignent dans leur compte rendu du 6 novembre 1847, que M. Vernhes réclame la priorité de l'invention du *speculum double* présenté dans la séance précédente par M. le D\ Saintard, et comme cette assertion n'est pas exacte, en ce que les deux instruments n'ont aucun rapport entre eux, nous allons donner quelques détails sur cet incident qui intéresse à la fois et la justice et la vérité. Voici la lettre que nous avons écrite le 4 novembre 1847 à l'Académie de médecine.

« Monsieur le secrétaire perpétuel,

« Ayant appris qu'*un speculum double* avait été présenté mardi dernier, 2 novembre courant, à la séance de l'Académie de médecine, j'ai l'honneur de vous informer que j'ai fait exécuter par M. Daran, fabricant d'instruments de chirurgie, rue Gît-le-Cœur, n° 4, un *speculum double,* dès le mois d'août dernier, et que depuis le mois de septembre suivant, il est employé tous les jours devant un grand nombre de médecins dans le service de M. le professeur Piorry, à l'hôpital de la Pitié. C'est encore M. le professeur Piorry qui l'a essayé le premier sur le n° 29 de la salle Sainte-Geneviève. Avant le 18 septembre, il avait déjà reçu l'appro-

sous les couvertures et sans voir les parties sur lesquelles on porte le caustique.

Nous croyons que l'auteur a étrangement exagéré le résultat qu'il attribue à cet instrument, dont on peut prendre connaissance au musée de la Faculté de médecine. Nous en donnons ci-contre la

---

bation de MM. les docteurs Ricord, Giraldès, Galtier, Demarquay, Mailliot, Dupré, etc. etc., qui en feront foi, s'il est nécessaire.

« Si je ne l'ai pas présenté plus tôt à l'Académie, c'est que je voulais reconnaître, préalablement, par un emploi de tous les jours, l'efficacité du *nouveau speculum porte-médicaments* dans le traitement des écoulements idiopathiques et symptomatiques du vagin, des ulcérations et de l'affaissement du col de l'utérus ; enfin, dans les fissures à l'anus, pour remplacer les lavements astringents et les pommades portées sur le doigt. J'ose espérer, monsieur le secrétaire perpétuel, que l'Académie daignera me permettre de lui présenter, dans sa plus prochaine séance, par l'intermédiaire de son très-honorable secrétaire perpétuel, l'instrument dont il est question, afin que chaque chose revienne loyalement à qui de droit. Dans cette attente, je vous prie de me croire, etc. etc. »

Nous avons reçu la réponse suivante :

« Monsieur,

« L'Académie a reçu la lettre que vous lui avez adressée et le *speculum* dont elle était accompagnée. Des commissaires ont été nommés pour examiner cet instrument. Aussitôt que le rapport sera fait, je m'empresserai de vous en donner communication. Je ne dois et ne puis aujourd'hui que vous remercier de votre envoi, et vous prier d'agréer l'hommage

figure exacte, mais réduite au tiers de ses dimensions naturelles (*fig. 42*).

*Fig. 42.*

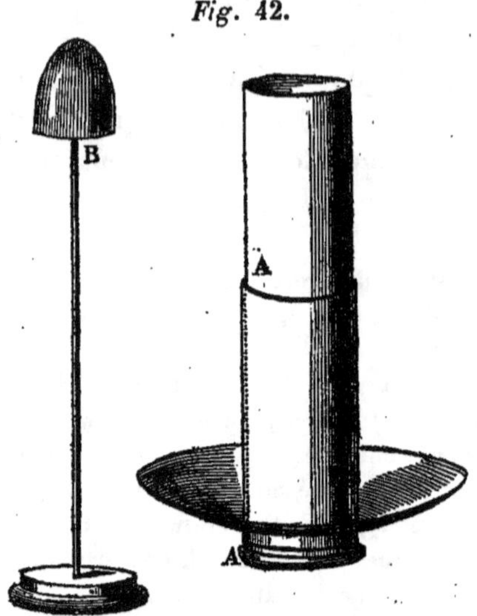


Ce speculum se compose de deux cylindres d'étain, d'inégale longueur, glissant l'un dans l'autre,

---

de la haute considération avec laquelle j'ai l'honneur d'être, monsieur, etc. etc.,

«Le secrétaire perpétuel,
«DUBOIS.»

«Paris, 12 novembre 1847.»

Comme on peut s'en convaincre par la lecture de ces deux lettres, il n'est aucunement question de ma réclamation pour la priorité de l'invention du speculum de M. le D<sup>r</sup> Saintard.

Je tiens à rétablir les faits, afin qu'il ne puisse y avoir la moindre confusion à cet égard; nous en serions désolé.

comme les tubes à prolongement d'une longue-vue ordinaire.

AA, tube intérieur ou long tube de M. le professeur Récamier.

Entre AA on voit le petit tube extérieur ou tube de M. Récamier, réduit par Dupuytren. Au lieu du manche que le célèbre chirurgien de l'Hôtel-Dieu avait adapté à cet instrument, M. le D$^r$ Saintard a substitué une plaque de forme ovalaire, dont nous ne pouvons deviner ni l'utilité ni l'emploi.

B représente l'embout, d'une dimension gigantesque dans l'original.

Comme nous venons de le voir, l'instrument de M. le D$^r$ Saintard n'est, en définitive, que la réunion des deux cylindres de Dupuytren et de M. Récamier.

Il est probable que la pensée de M. le D$^r$ Saintard n'a pas été comprise, et que son instrument, d'ailleurs, très-applicable à l'art vétérinaire, était destiné sans doute au musée de l'École d'Alfort.

(1847) *Fig. 43, speculum porte-médicaments,* présenté à l'Académie de médecine, le 6 novembre 1847, par M. E. Vernhes.

*Fig. 43.*

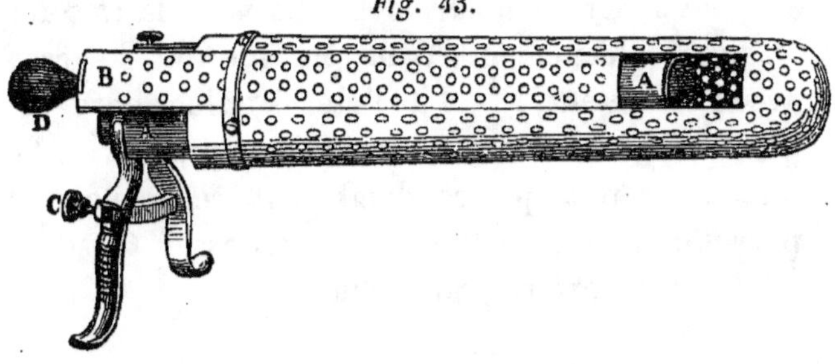

Nous ne plaçons cet instrument ici que pour compléter l'historique; la description et le procédé opératoire seront développés dans la troisième partie de notre travail.

Dans cette figure, l'instrument est complet.

*Fig.* 44, cylindre criblé du *speculum porte-médicaments.*

Il a été exécuté par M. Daran, fabricant d'instruments de chirurgie, rue Gît-le-Cœur, n° 4, à Paris.

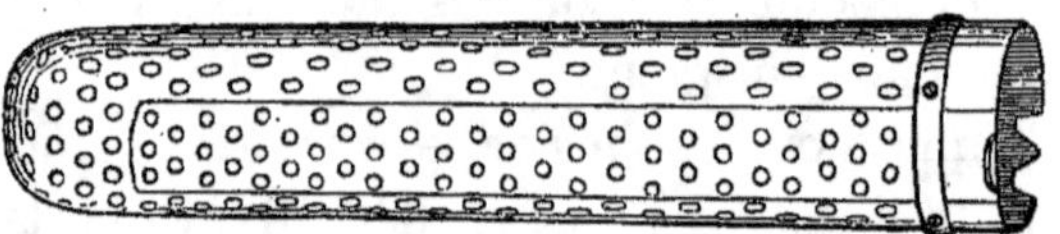

*Fig.* 44.

(12 novembre 1847) Le *speculum* de M. le professeur Piorry se compose d'un cylindre du volume du *speculum* plein. Il est composé de deux segments glissant l'un sur l'autre au moyen de coulisses. Les deux segments portent un petit manche à charnière, destiné à les maintenir après leur introduction. Les deux segments, démontés et appliqués l'un sur l'autre, ont une épaisseur fort peu considérable. Ce *speculum* est plus court que ceux dont on se sert ordinairement. En voici la raison : on touche facilement, dans presque tous les cas, avec l'indicateur, le col de l'utérus et le rebord vaginal qui y est inséré. Un *speculum* qui a 2 centimètres de plus que ce doigt peut très-facilement parvenir sur un col utérin et l'embrasser. C'est, en effet, ce qui arrive pour celui-ci.

M. le professeur Piorry trouve à ce *speculum* plusieurs avantages :

Moins long que les autres, il rapproche de l'œil le col utérin, et permet de porter les instruments sur lui plus facilement. Les deux segments peuvent servir séparément, dans certains cas, à déprimer les parois du vagin et à remplacer l'informe cuiller de Dupuytren et de M. Lallemand. Il permet de mieux examiner le col dans l'antéversion, et les parois du vagin dans toutes les circonstances.

Concluons de tout ceci, que le *speculum* de M. le professeur Piorry est portatif, rend facile l'emploi de certains moyens chirurgicaux, et présente assez d'avantages pratiques pour qu'il puisse être recommandé aux praticiens. Celui qui a été présenté à l'Académie de médecine est une ébauche susceptible de beaucoup de perfectionnements.

Les manches, comme nous l'avons déjà dit, sont à charnière. Les extrémités angulaires des segments seront arrondies. Le bord du *speculum* sera plus épais et moins aigu.

M. le professeur Piorry y a adapté un embout que nous donnons ci-contre, s'ouvrant en deux parties, par le moyen d'une charnière, et se couchant dans l'un des segments sans que son volume devienne disgracieux comme dans les embouts ordinaires. Ce *speculum* a été exécuté par M. Sanson.

*Fig.* 45. A B, les deux segments qui, réunis, constituent le speculum à coulisse.

*Fig.* 45.

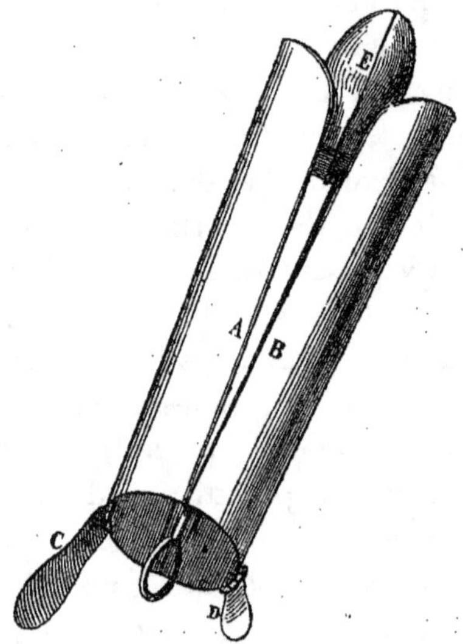

C, manche à charnière du segment A.
D, manche à charnière du segment B.
E, olive de l'embout.

*Fig.* 46. Le *speculum* est démonté.

*Fig.* 46.

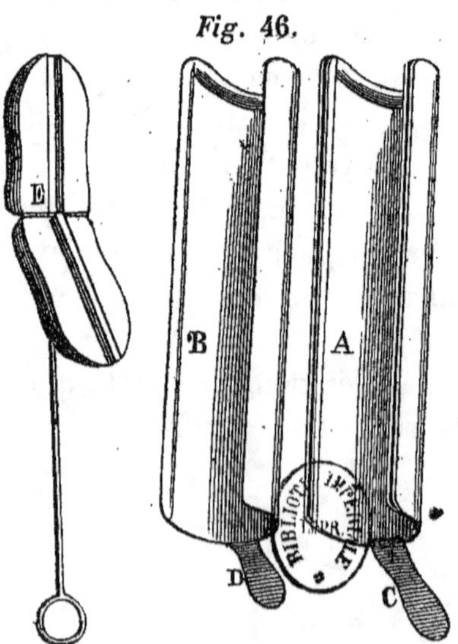

L'embout est ouvert. Les mêmes lettres représentent les mêmes parties que dans la figure précédente (1).

Comme on peut le voir par ce qui précède, on a imaginé beaucoup de moyens pour éviter les fausses routes et pour garantir le col des contusions que l'instrument occasionne le plus souvent, lorsqu'on va à la recherche des lésions qui affectent les parties profondes ; parmi ces moyens, des tiges métalliques, etc. etc., qu'on introduisait dans l'ouverture du col de l'utérus ; mais ils ont été abandonnés à cause des dangers graves qui en résultaient presque toujours. L'instrument de M. le professeur Piorry nous a donné à penser qu'on pourrait, avec quelques modifications, atteindre le but proposé. On peut, tout en conservant les dispositions que ce savant professeur a données à son instrument, faire quelques additions qui auront peut-être quelque importance. Au lieu de deux valves seulement, nous en mettons trois, pouvant se développer comme dans l'instrument de MM. Ségalas et Charrière. Toutefois, l'instrument ne dilate pas plus l'anneau vulvaire que celui de MM. Jobert et Ricord.

A l'extrémité postérieure de chacune des trois valves et à la face concave se trouve un taraud F (*fig.* 48), destiné à recevoir la vis E des trois pe-

_______________

(1) *Gazette des hôpitaux,* 16 novembre 1847, séance de l'Académie de médecine.

-tites valves C. Au milieu de la face concave ou convexe, indifféremment, de chacune des valves, est creusé un sillon longitudinal logeant une tige-chaîne B C servant à lever ou baisser les petites valves au moyen d'une vis de rappel A. Cette tige-chaîne ne fait aucune saillie appréciable, et ne peut blesser les parties.

De plus, l'extrémité libre des petites valves porte aussi à la face concave un taraud dans lequel peut venir se visser une petite lame en forme de rondache qui servirait à *guillotiner* le col de l'utérus, si nous en étions encore au règne funeste de ces déplorables amputations. On éviterait par ce moyen beaucoup d'échappées de bistouri... Telles sont les modifications que nous avons apportées à l'instrument de M. le professeur Piorry.

Quels seraient les avantages que nous trouverions dans cet instrument?

Lorsque les *speculums* ordinaires sont introduits dans le vagin, il arrive quelquefois qu'on n'est pas sur le col; alors on est obligé de commencer une série de mouvements à droite, à gauche, dans tous les sens, qui, outre la douleur inhérente à ces manœuvres, ne manquent pas d'amener des accidents graves si les parties se trouvent dans un état qui exige de grands ménagements. Avec l'instrument que nous proposons, la fausse route supposée faite, on n'a pas besoin de changer l'instrument de place; on agit seulement et successivement avec chacune des petites valves par le moyen de la vis de rappel, et on parvient facilement à trouver le col sans avoir occasionné ni contusion ni frottement d'aucune espèce. La dilatation du cul-de-sac vaginal n'a relativement aucune limite, comme dans les *speculums* de MM. Jobert et Ricord.

*Fig.* 47. L'instrument est complet; les trois grandes valves sont dans leur entier développement; les petites valves sont dans l'écartement.

*Fig.* 47.

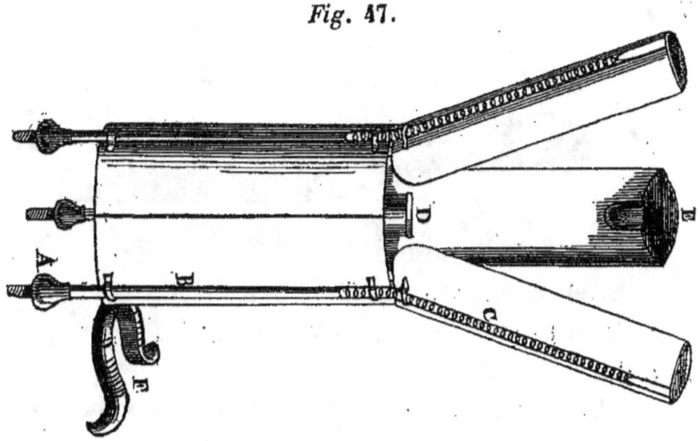

F, manche de l'instrument.

B, grandes valves.

C, petites valves.

D, point de jonction des deux valves.

BC, tige-chaîne levant et baissant la petite valve C.

A, vis de rappel.

E, petite lame en rondache, pouvant s'enlever à volonté. Elle est surmontée d'un bouton, pour garantir les parties antérieures lors de l'introduction de cet instrument.

*Fig.* 48. Segment de l'instrument, présentant une valve complétement défaite, par la face concave, et la même valve montée par la face convexe.



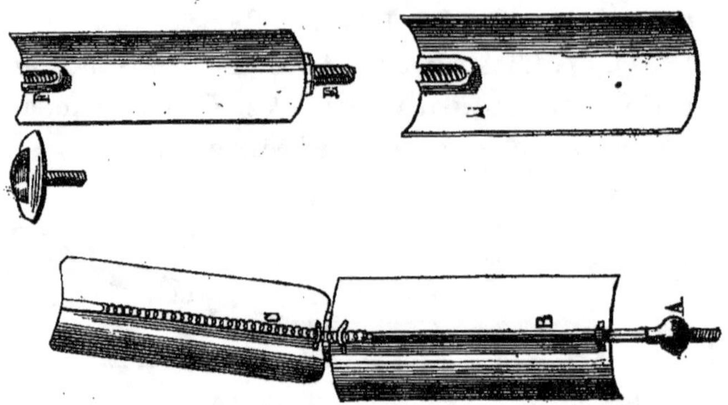

F, coupe du taraud.

E, vis à charnière destinée au taraud.

A côté du taraud F, on voit la petite lame à amputation du col.

BC, tige-chaîne servant à manœuvrer la petite valve C.

A, bouton-vis de rappel.

Cet instrument n'a pas été exécuté (février 1848). Vernhes.

# CHAPITRE II.

## APPLICATION MÉTHODIQUE DU SPECULUM COMME MOYEN DE DIAGNOSTIC.

### § I.

« Avant de procéder à l'intromission du *speculum*, dit M. le docteur Bourgery (1), le médecin doit se rappeler les circonstances qui en modifient l'emploi. Ce ne sera que par absolue nécessité qu'on devra l'appliquer chez les vierges. Les dimensions et la dilatabilité du vagin et de la vulve variant beaucoup, suivant les âges, on devra en tenir grand compte.

« Très-dilatables chez les jeunes femmes, ces parties le sont beaucoup moins vers quarante ans ; après cet âge, leur rigidité va toujours en augmentant, de façon que dans la vieillesse, le vagin étant rétréci, ses rides presque effacées et l'anneau vulvaire endurci, ils se déchireraient facilement si l'on voulait mettre trop de force pour introduire l'instrument. Si donc on emploie le *speculum cylindrique* de M. Récamier, il faudra en avoir de différentes dimensions qu'on désigne par les n°ˢ 1, 2, 3, 4, 5...

« Quant au *speculum* brisé, il peut servir pour tous les cas.

----

(1) *Anatomie de l'homme* (*Médecine opératoire*, p. 305).

« *Position de la femme*. La position de la femme doit être à peu près celle qu'on lui donne lorsqu'on veut pratiquer la version ou l'opération de la taille.

« Lorsqu'il y a un lit dans le lieu où l'on doit appliquer le *speculum*, on y fait placer la femme en travers, en décubitus dorsal, de manière que le siége repose sur le bord, et l'on fait soutenir les jambes et les cuisses fléchies par des aides, ou bien on lui fait appuyer les pieds sur des chaises suffisamment écartées ; puis, le chirurgien se place entre les jambes. En ville, dans le cabinet, on fait étendre les femmes sur un divan ou sur un fauteuil à dos renversé, en face d'une fenêtre.

« Au devant du fauteuil, on place un tabouret de même hauteur, convenablement garni, et sur le bord duquel la femme s'assied. Elle renverse le dos sur le siége du fauteuil, et les pieds appuient sur le parquet ; au lieu de se placer entre ses jambes, on se met alors à sa droite. Dans tous les cas, pour s'assurer de la position du col, on pratique le toucher avant d'introduire l'instrument, afin de pouvoir le pousser dans sa direction, et pour ne pas s'exposer à exercer des manœuvres infructueuses et longtemps prolongées. Cette précaution prise, on écarte avec les doigts de la main gauche les grandes et les petites lèvres, et on soulève l'urèthre avec l'indicateur, de manière à mettre à découvert l'orifice du vagin ; puis, le *speculum* étant bien graissé et porté à une température convenable, on le prend avec la main droite comme une plume à écrire, la queue tournée en haut, et on le présente à l'ouverture. Aussitôt qu'elle est

franchie (ce qui ne se fait pas sans quelque difficulté, surtout lorsqu'on se sert du *speculum* cylindrique), on le pousse très-doucement, suivant
l'axe du détroit inférieur, en lui faisant décrire de
petits mouvements d'arc de cercle à droite et à
gauche, et appuyant légèrement sur l'un des cô-
tés, sur la fourchette ou en haut, suivant la direction du col, afin que le bec se présente à son orifice.

« Si le *speculum* a un embout, on retire cette
pièce avant d'arriver au siége du mal; lorsqu'on y
est arrivé, si l'instrument est brisé, on l'ouvre à un
degré plus ou moins considérable, suivant le besoin, de manière à déplisser le fond du vagin et à
mettre à nu toutes les parties malades.

« Quand on se sert du *speculum cylindrique*, les
parois du vagin le pressent, et sa muqueuse forme
une rosace excessivement plissée qui présente son
orifice au centre de l'instrument, lorsque le col
lui-même est au centre du vagin; mais lorsqu'au
lieu d'être au centre, le col est incliné, l'orifice de
cette rosace le suit et se rapproche du bord. Si
donc on avait oublié de pratiquer le *toucher*, cet
indice pourrait servir de guide pour arriver au col.

« La rosace du vagin dont nous venons de parler,
présentant quelque ressemblance avec le col utérin, pourrait être confondue avec lui; mais on
évitera l'erreur en se rappelant que le col est plus
ferme, n'a pas de rides, et ne se laisse pas déprimer lorsqu'on le repousse avec un stylet ou une
sonde de femme.

« Quelquefois le col est tellement incliné à droite, à gauche, en avant ou en arrière, qu'il n'est pas possible de le placer au centre du *speculum* sans courir le risque de le froisser. Dans ce cas, on a proposé plusieurs moyens pour le ramener au centre ; ces moyens divers, nous les avons passés en revue dans notre historique ; nous avons vu qu'ils sont généralement abandonnés, à cause des dangers graves qui en résultaient presque toujours. »

C'est pour les éviter que nous avons imagimé le *speculum à valves mobiles séparément,* avec lequel, même dans les cas où le col a contracté de courtes et fortes adhérences, on peut l'avoir toujours au centre de l'instrument.

Quoi qu'il en soit, lorsqu'on est parvenu à disposer le *speculum* convenablement pour l'objet qu'on se propose, on le fait maintenir dans cette position, et l'on agit ensuite diversement, suivant les indications à remplir.

Lisfranc (1) a tracé les règles de l'application du *speculum* d'une façon plus minutieuse, et, si j'ose le dire, plus pratique encore : Si, dit-il, le premier précepte du toucher est d'agir lentement et le plus délicatement possible, à plus forte raison pour l'introduction du *speculum.*

L'instrument doit être huilé et chauffé convenablement, si c'est en hiver ; il suffit, ordinairement, de le tenir quelques minutes dans les mains. Le

---

(1) *Méd. opér.*

froid métallique agirait d'une manière fâcheuse sur les parties génitales, ferait contracter le vagin, et pourrait enfin donner lieu à des accidents.

Nous avons vu cette seule action du froid, dans des cas où l'emploi du *speculum* n'avait offert, d'ailleurs, aucune contre-indicationni difficultés, déterminer des coliques très-douloureuses et presque tous les prodromes d'une péritonite.

Il est aisé maintenant de comprendre le manuel opératoire. La femme sera couchée en travers sur un lit, les tubérosités sciatiques au niveau du bord, les pieds posés sur deux chaises, les cuisses suffisamment écartées pour permettre au chirurgien de se placer entre elles, la tête soutenue par un oreiller, et si le bord du lit s'affaissait sous le poids du bassin, un autre oreiller, sous cette région, assurerait à tout le tronc une position horizontale. Que les pieds de la malade reposent sur deux chaises ou que deux aides soient chargés de les soutenir, afin d'éviter de tendre le périnée ainsi que les grandes lèvres ; les cuisses seront moyennement écartées, c'est-à-dire qu'elles formeront, avec la perpendiculaire au bassin, un angle moitié moindre que celui qu'elles présentent lorsqu'elles sont amenées au plus grand degré d'écartement.

On touche préalablement pour s'assurer de la position du col et aller à sa recherche d'une manière plus certaine. Sans cet examen antérieur, on risque de pousser dans une mauvaise direction, et d'être obligé, pour découvrir le col, de recourir à des mouvements qui portent sur l'utérus et l'irritent; en second lieu, le toucher fait déjà connaître en partie les altérations du col, et surtout son volume, connaissance nécessaire pour le choix du *speculum* à employer.

Un aide, si besoin est, sera chargé d'écarter la vulve, mais ordinairement il vaut mieux le faire soi-même; alors de la main gauche, la face palmaire tournée vers le périnée, on écarte les grandes lèvres à leur partie moyenne, de l'autre on saisit le *speculum* en embrassant avec l'indicateur et le médius la concavité du manche, le pouce placé dans l'instrument à l'endroit où il s'y insère.

L'instrument est présenté à la vulve, le manche tourné vers l'abdomen, pour qu'il ne rencontre aucun obstacle.

L'introduction doit être faite avec beaucoup de lenteur et beaucoup de précautions; il est souvent utile de faire tourner le *speculum* légèrement sur son axe pour l'introduire en tire-bouchon, ou de lui imprimer des petits mouvements de latéralité.

On recommande à la malade de ne se livrer à aucun mouvement d'effort ou de répulsion.

Si le passage de la vulve présentait de grandes difficultés on pourrait employer le mandrin de M. le D$^r$ Mêlier.

La main doit lâcher les grandes lèvres quand l'instrument pénètre; alors apparaît à l'extrémité de l'instrument la rosace vaginale; on charge le col dès qu'on est parvenu jusqu'à lui; puis on l'essuie avec un petit pinceau de charpie, et on fait en sorte de laisser pénétrer la lumière jusqu'au fond du canal.

Malgré toutes ces précautions, il faut être prévenu qu'il est des cas dans lesquels on ne peut parvenir à ramener le col au centre, celui, par exemple, où il a contracté des adhérences avec les parois correspondantes du vagin, etc. etc.

## § II.

*Des contre-indications à l'application du speculum.*

Si, comme le disait Lisfranc, il existe des circonstances particulières dans lesquelles le médecin doit s'abstenir du *toucher,* malgré les avantages qu'il en retirerait pour la clarté du diagnostic; ces circonstances doivent être plus nombreuses encore quand il s'agit du *speculum.*

En effet, quand on pratique seulement le *toucher,* on n'introduit dans les organes génitaux qu'un corps d'un petit volume facile à diriger. D'ailleurs, le doigt n'a nullement besoin, pour apprécier ce qu'il veut connaître, de distendre, de tirailler les parois vaginales, de soulever, d'irriter le col de l'utérus, comme on est dans l'obligation de le faire parfois pour envisager cet organe dans l'extrémité de l'instrument. Plus le toucher est pratiqué délicatement, et plus les caractères qu'il est chargé de bien éclairer se présentent avec évidence et netteté; et, s'il y a dans le mode d'exploration quelques pressions douloureuses, ce sont les organes extérieurs et le périnée qui les supportent.

Le *toucher* pratiqué par l'hypogastre ou le *palper* serait, au contraire, presque toujours douloureux, selon Lisfranc.

M. le professeur Velpeau, qui le recommande vivement, a bien fait voir dans quelles exagérations était tombé le chirurgien de la Pitié.

Quoi qu'il en soit, bien plus que le doigt pénétrant dans le vagin ou la main appliquée sur la paroi abdominale, le *speculum,* introduit dans les organes génitaux, cause une douleur assez vive, même chez les femmes dont toutes les parties sexuelles sont saines.

Sans doute, l'introduction est d'autant moins douloureuse qu'elle est faite par des mains plus habiles et dans des organes moins malades ; mais on ne peut nier cependant qu'elle ne soit, en général, plus pénible que le *toucher* et le *palper*. Elle peut même devenir horriblement douloureuse, si l'on a affaire à des parties enflammées, sensibles, souffrant d'une manière quelconque, et cette douleur n'est que très-faiblement atténuée par l'habileté de l'opérateur, quelque douceur qu'il emploie et quelques précautions qu'il prenne.

Il est d'autres cas encore, où, sans être contre-indiqué par la douleur que produirait l'introduction du *speculum,* il serait imprudent de s'en servir à cause de la nature même de la lésion qu'il s'agit d'examiner.

C'est alors que les froissements inévitables qu'il

amène sont susceptibles, par exemple, de réveiller
une phlegmasie mal éteinte encore, ou de détruire
des adhérences utiles, ou de détacher quelques
caillots salutaires qui s'opposent au retour d'une
hémorrhagie, ou même de heurter certaines pro-
ductions fongueuses par lesquelles le sang pourrait
s'écouler en abondance et compromettre plus ou
moins la vie de la malade.

Enfin, est-il nécessaire d'ajouter qu'on ne devra
avoir recours à l'emploi du *speculum*, d'abord qu'en
l'absence de toute contre-indication, puis ensuite
dans les états organopathiques seuls, où il sera
absolument indispensable, soit pour établir le diagnostic, soit pour effectuer le traitement?

Un instrument qui force les malheureuses femmes à faire abnégation complète du sentiment le
plus inné chez elles, de la pudeur, n'est pas de
ceux qu'on doive employer à tout propos. Autant
il est du devoir du praticien de persuader les malades de le subir quand on le croit indispensable,
autant il convient de le leur épargner dès qu'il ne
paraît pas rigoureusement nécessaire.

Les circonstances qui réclament impérieusement
son emploi sont encore bien assez fréquentes,
même en basant son usage sur cette règle qui nous
paraît d'accord avec la raison comme avec la mo-
rale.

Les renseignements fournis par les femmes, les
notions que donneront le *toucher* et le *palper* ab-
dominal, etc., suffiront généralement pour reconnaître la plupart des contre-indications.

Il arrivera quelquefois que le médecin devra commencer à combattre d'abord, par des moyens appropriés, les états morbides accessoires, qui s'opposent à l'examen, pour le pratiquer ensuite dès qu'il deviendra possible sans danger.

Nous ne croyons pas devoir insister davantage sur les contre-indications à l'emploi du *speculum*; avec ces données, le bon sens suffit pour les poser avec netteté.

Passons maintenant à l'examen sommaire de quelques états organopathiques qui exigent l'emploi de cet instrument.

# DEUXIÈME PARTIE.

## DE QUELQUES ÉTATS PATHOLOGIQUES

### QUI RÉCLAMENT L'EMPLOI DU SPÉCULUM.

Ce n'est pas seulement sur la nature des divers états morbides dont les parties génitales de la femme deviennent le siége, que peut être basé l'emploi de l'instrument dont nous nous occupons.

La situation du mal, plutôt que son espèce, rend l'application du *speculum* indispensable.

Toutes les fois, en effet, qu'il s'agit de constater avec précision des altérations pathologiques siégeant sur la muqueuse du vagin ou sur le col de l'utérus, si ces altérations sont de celles qui modifient nécessairement la forme, le volume, la coloration, etc., en un mot, les caractères physiques des tissus appréciables par la vision, la question se réduisant alors à trouver un moyen de faire pénétrer la vue dans la profondeur des organes, et le *speculum* constituant ce moyen, il est évident qu'aucun autre mode d'investigation ne pourra suppléer celui-ci.

Lorsque le médecin, par conséquent, sera appelé à reconnaître la source d'un écoulement utéro-vaginal, quand il soupçonnera quelques ulcérations du col de la matrice, sans négliger les moyens de diagnostic, dans le détail desquels nous allons entrer tout à l'heure, il devra se souvenir que l'exploration directe est presque toujours la seule manière de lever les derniers doutes; il procédera à l'application du *speculum*.

Les pertes blanches ou plus ou moins colorées, qui peuvent avoir lieu par les organes génitaux de la femme, sont toujours symptomatiques d'un état pathologique général ou local, constitutionnel ou acquis, spécial ou spécifique, d'un état d'irritation, de relâchement ou d'inflammation de la membrane muqueuse qui tapisse la surface utéro-vaginale.

Les causes les plus ordinaires, les plus immédiates des écoulements blancs ou autres, sont une altération le plus souvent appréciable des organes génitaux ou de leurs dépendances, ils sont le résultat de la vaginite simple ou blennorrhagique, aiguë ou chronique, de granulations ou d'ulcérations spéciales ou spécifiques du col de la matrice et du vagin.

Ces divers états organopathiques présentent plus ou moins de gravité, suivant les causes qui les ont produits et l'époque de leur apparition, circonstances très-importantes que Lisfranc et le D<sup>r</sup> Mélier, secrétaire annuel de l'Académie de médecine, ont si bien exposées dans les passages suivants :

«Sous le rapport des causes, dit M. Pauly (1), le catarrhe vagino-utérin, soit aigu, soit chroni-

---

(1) Pauly-Lisfranc, clinique de la Pitié, *M. ut.*

que, peut être spontané ou dépendre des principales causes assignées aux affections utérines en
général.

« On a signalé, en effet, l'influence des vices scro-
fuleux, dartreux, un tempérament mou, lymphati-
que, etc. etc.

« Le plus souvent l'état aigu est le résultat d'une
cause directe, soit mécanique, soit chimique, telle
que l'abus du coït, la disproportion des organes, la
masturbation répétée, l'intromission dans les parties génitales de corps durs, irritants ; les contusions, les déchirures, les accouchements laborieux,
le contact d'une matière contagieuse syphilitique.

« L'état chronique succède parfois au précédent,
comme aussi il est souvent primitif.

« L'emploi des chaufferettes, l'usage habituel du
café au lait, ont encore été considérés comme pouvant déterminer des écoulements blancs »

« Les maladies des organes génitaux de la femme,
dit M. le D$^r$ Mêlier (1), sont dans une dépendance
réciproque ; elles s'engendrent, en quelque sorte,
les unes les autres, et se succèdent dans leur for-
mation. Les plus graves, les plus décidément incurables, ont souvent pour point de départ, pour
cause primitive, une affection légère qu'il eût été
facile de guérir, et dont la guérison eût arrêté le
mal dans sa source.

« Ainsi la *leucorrhée*, qui n'est souvent qu'un

---

(1) Mêlier, *Mémoires de l'Académie de médecine.*

symptôme d'affections légères, devient, à son tour, la cause des maladies les plus graves. Cet écoulement, ou pour être plus exact, l'état catarrhal ou phlegmasique de la muqueuse qui le produit, ouvre la marche dans un grand nombre de maladies de la matrice, et bien certainement les engendre en se prolongeant. »

D'après ces opinions de praticiens aussi compétents, nous voyons combien de causes peuvent amener les infirmités dont nous parlons ici.

Ces états pathologiques ne sont pas seulement désagréables, mais ils exposent les malheureuses femmes qui les présentent à des conséquences toujours fâcheuses et quelquefois très-graves.

Quels sont les caractères et la nature de ces diverses lésions de structure et de fonctions ?

Nous trouvons dans le *Répertoire général des sciences médicales* (1) que « tantôt l'écoulement est transparent comme du blanc d'œuf cru, tantôt il est d'un blanc de lait ; souvent il est jaunâtre, plus ou moins vert, et quelquefois roussâtre, ou d'une teinte légèrement noire. Il varie souvent quant à la consistance ; parfois il est séreux et abondant ; le plus ordinairement on le trouve visqueux comme l'albumine de l'œuf qui a subi un commencement de coction ; quelquefois il sort par flocons des mucosités épaisses, abondantes et d'aspect caséeux ; on l'a vu très-souvent ressembler à du pus.

---

(1) Tome 18, 1838.

Tantôt il est inodore et d'autres fois très-fétide. Enfin ce liquide est le plus souvent doux, et ne présente aucune propriété stimulante ni contagieuse; tandis que, dans certains cas, tels que l'existence du virus syphilitique, d'une métastase dartreuse, d'une vive inflammation ou de quelques autres circonstances qu'on est porté à croire beaucoup moins graves encore, il acquiert plus ou moins d'âcreté, excite des ardeurs d'urine, rubéfie et excorie même la peau environnant les parties sexuelles, comme dans certaines ophthalmies les larmes irritent les paupières et les joues sur lesquelles elles coulent.

La nécessité d'une exploration attentive, scrupuleuse, même dans les cas les moins graves de *leucorrhée,* est, du reste, assez généralement admise aujourd'hui, lorsque toutefois des circonstances qu'on devinera aisément ne s'y opposent pas d'une manière absolue. Aussi, depuis qu'on y a plus fréquemment recours, a-t-il été reconnu par des praticiens un peu exercés, et cette vérité se trouve bien confirmée par les faits nombreux et intéressants observés depuis longtemps à la clinique de l'hôpital de la Pitié, que presque toutes les femmes qui sont affectées de flueurs blanches, même d'apparence bénigne, depuis plus de trois ou quatre mois, présentent en même temps des ulcérations ou un engorgement plus ou moins douloureux du col de la matrice. »

«Le point le plus important, dit M. Pauly-Lisfranc, c'est de savoir : 1° s'il existe des pertes blanches dues à un état aigu où chronique ; 2° si ces pertes sont essentielles , c'est-à-dire dépendantes d'un état catarrhal de la surface interne des organes génitaux ou bien symptomatiques d'une autre affection plus ou moins grave ; 3° si elles dépendent d'une cause syphilitique.

« Dans le catarrhe utéro-vaginal chronique , que cet état inflammatoire soit primitif , ou succède à l'état aigu , le premier soin doit être d'explorer attentivement le vagin et l'utérus pour s'assurer si l'écoulement ne serait pas entretenu par une altération chronique des tissus. »

Quels seront les moyens de diagnostic propres à faire distinguer la nature et la cause de ces écoulements et de ces ulcérations? Trois moyens plus ou moins importants serviront de base à l'appréciation des symptômes observés.

1° Les renseignements fournis par les malades ;

2° L'état général et les divers dérangements fonctionnels;

3° Enfin, les moyens d'exploration.

1° Les renseignements fournis par les malades doivent, sans doute, mériter l'attention du médecin , mais il doit se garder de se borner à ces recherches seulement pour établir le diagnostic et proposer des moyens thérapeutiques; il doit éviter de leur accorder une entière confiance , principalement dans la plupart des cas tant soit peu douteux. M. le D<sup>r</sup> Ricord, dans sa clinique de l'hôpital du Midi , consacre, chaque année, plusieurs leçons à ces utiles conseils , que nous nous ferons un devoir de suivre avec la plus grande exactitude.

2° Les symptômes généraux et les dérangements fonctionnels doivent certainement être appréciés par le médecin ; mais rarement ils peuvent suffire pour faire reconnaître la véritable cause des écoulements et rendre leur nature bien évidente.

3° C'est donc uniquement aux *moyens explorateurs* qu'il faut se fier en définitive, pour être sûr d'acquérir une connaissance exacte, parfaite, entière, de la source réelle des écoulements vaginaux et utérins.

Le diagnostic étant la base du pronostic et de la thérapeutique, on ne doit rien négliger de ce qui doit le rendre précis et positif.

« D'ailleurs, dit M. le D<sup>r</sup> Mêlier (1), il n'est point d'affections dans lesquelles une exploration attentive, directe, soit plus souvent nécessaire, indispensable même, dans lesquelles elle donne des résultats plus positifs. Le praticien qui s'en occupe ne saurait trop se pénétrer de cette vérité, dont l'expérience de chaque jour vient attester la haute importance. *Rien ne peut tenir lieu de l'exploration ;* ni l'observation la plus minutieuse des symptômes généraux ou communs, ni l'étude la plus approfondie des circonstances commémoratives. Il faut de toute nécessité *toucher* et *voir*, sans cela on s'expose aux erreurs les plus funestes, on compromet la vie des malades. Un mal simple à son début,

_______________

(1) Loc. cit.

et qu'il eût été facile de guérir, reste ignoré ou méconnu faute d'investigations ; abandonné à lui-même, ou traité par des moyens insignifiants, quelquefois nuisibles, il fait des progrès, s'aggrave, change de nature, et se trouve incurable quand on vient à l'examiner.

« Tout dérangement un peu prolongé des organes génitaux de la femme ou de leurs fonctions, toute incommodité qui persiste, toute souffrance même légère, qui se répète, doivent éveiller l'attention du médecin et méritent examen.

« En se livrant à des recherches convenables dans des cas où, au premier abord, elles auraient semblé inutiles ou superflues, on est souvent très-étonné des résultats auxquels on arrive, et des découvertes que l'on fait.

« Les femmes n'ont qu'à se féliciter d'avoir su vaincre la répugnance que leur inspire un pareil examen, et elles sont bien dédommagées du pénible sacrifice qu'il impose à leur pudeur. »

Ce que nous venons de dire des écoulements et des ulcérations, d'une manière générale, s'applique, quant au diagnostic ( et avec tout autant de vérité), aux autres affections génitales de la femme. Si nous nous bornons à signaler, en particulier, les flux vagino-utérins, les ulcérations et les granulations, c'est que ces trois classes de maladies sont les plus fréquentes de toutes celles qu'on observe chez les femmes.

Ce sont celles aussi qui réclament le plus impérieusement l'intervention du *moyen explorateur* qui fait le sujet de notre travail.

Sans doute, le *toucher* doit, le plus souvent, être employé concurremment avec le *speculum* pour compléter le diagnostic des granulations, des ulcérations et des écoulements particuliers aux femmes ; sans doute, ces deux moyens sont de la plus haute importance, mais cependant à un degré différent, dans les divers états organopathiques vagino-utérins.

Sans s'exclure mutuellement, il est des circonstances, néanmoins, dans lesquelles l'un ou l'autre devra être adopté de préférence.

Toutes les fois que le médecin n'aura qu'à juger de la forme, de la position, de la température et de la consistance des parties, il devra surtout employer le *toucher*.

Dans les cas, au contraire, où l'observation la plus minutieuse de la nature ou du nombre des lésions devra être préalablement établie pour pouvoir diriger d'une manière convenable les moyens thérapeutiques appropriés, on devra préférer l'exploration à l'aide du *speculum*. Disons même que dans les écoulements, les ulcérations, les granulations, etc., le *toucher* ne fournirait au diagnostic que des résultats le plus ordinairement incomplets et insuffisants.

Comme il n'entre pas dans notre plan de traiter du *toucher* avec les détails que comporte ce sujet, nous ne ferons qu'indiquer sommairement en quoi il consiste.



3

On appelle *toucher* l'introduction et l'application méthodique des doigts, surtout du doigt indicateur, pour explorer les parties profondément situées, comme les organes génitaux de la femme, dans le but de constater leurs divers états physiologiques ou pathologiques.

On a distingué deux espèces de *toucher;* certains auteurs en admettent trois :

1° Toucher vaginal ;

2° Toucher rectal ;

3° Toucher hypogastrique des auteurs et mieux *palper* hypogastrique.

Pendant longtemps, le *toucher* fut le seul moyen pour reconnaître les maladies de l'utérus et de ses dépendances. C'est ce que nous avons constaté dans la partie consacrée à l'historique du *speculum*.

On peut en retirer de grands et de précieux avantages dans beaucoup de circonstances.

On s'abuserait étrangement, toutefois, si l'on pensait que, dans ces trois états pathologiques, ulcérations, granulations, écoulements et toutes les nuances dont ils sont susceptibles, le *speculum*, ou si l'on veut, la *vue*, parviendra constamment à lever tous les doutes, à dissiper toutes les incertitudes.

Sans contredit, quand il s'agira de lésions à caractères tranchés, évidents, *l'inspection*, à elle seule, suffira pour asseoir définitivement le diagnostic ; mais, combien de fois, même en présence de la maladie touchée, pour ainsi dire, du doigt et de l'œil, le médecin n'hésitera-t-il pas à se prononcer sur sa nature? Si le *speculum* fait certainement distinguer les granulations du col, permettra-t-il toujours d'apprécier la vraie source de tout écoulement vaginal? éclairera-t-il constamment le véritable caractère de toute ulcération utéro-vaginale? Non, sans doute.

Le *speculum* ne dispense d'aucune connaissance acquise, et il peut, dans un certain nombre de cas, laisser même l'homme instruit dans une complète incertitude.

Comme moyen explorateur, le *speculum* donne tout ce qu'il peut donner, *il laisse voir le mal ;* reste au médecin à appliquer à celui-ci le nom et le traitement qui lui conviennent.

Ainsi, en résumé, le *speculum* est un excellent moyen de diagnostic. Dans beaucoup de circonstances, il facilitera au praticien la connaissance de la maladie à combattre ; mais nous n'oublierons point qu'il ne fait pas toujours parvenir à ce résultat et qu'alors même qu'il le fait entrevoir, la question du traitement, pour être plus distincte, est loin d'être résolue encore.

*Apercevoir un but n'est pas l'atteindre.*

Nous n'avons pas à nous occuper ici de l'aspect sous lequel se présente chacune des maladies dont nous venons de parler si sommairement.

Les caractères qui les distinguent sont exposés dans tous les traités des maladies des femmes, et comme nous n'avons rien de nouveau à en dire, nous passons sur-le-champ à l'examen des diverses médications proposées successivement contre elles.

# TROISIÈME PARTIE.

## DU SPECULUM COMME CONDUCTEUR D'AGENTS THÉRAPEUTIQUES.

---

## CHAPITRE Iᵉʳ.

Si l'on voulait trouver la preuve de l'intérêt excité par les maladies des organes génitaux chez la femme, il suffirait d'examiner le nombre considérable de médications qu'on a successivement dirigées contre elles.

Il est nécessaire, ici, que nous entrions dans quelques détails sur la valeur réciproque de ces modes de traitement; nous devons, par conséquent, exposer sommairement en quoi ils consistent et quelle est leur efficacité.

Les médications employées contre les divers états morbides des organes génitaux de la femme peuvent, en définitive, se réduire aux quatre classes suivantes :

1° *Tampon, suppositoire, cataplasmes, éponges préparées;*

2° *Frictions;*

3° *Injections;*

4° *Cautérisations.*

## 1° *Du tampon, etc.*

**A.** On appelle *tampon* une masse plus ou moins volumineuse de charpie introduite dans le vagin.

Le *tampon* est ou sec, ou chargé d'un liquide, ou enduit d'une substance solide médicamenteuse propre soit à arrêter une hémorrhagie (ce dont nous n'avons pas à nous occuper ici), soit à modifier les parties avec lesquelles il se trouve en contact.

Les avantages fournis par ce moyen, si préconisé par Hourmann et complétement abandonné aujourd'hui, sont si restreints dans leur efficacité, qu'ils ne compensent pas les accidents que son usage peut amener. Ces accidents avaient été déjà observés par les anciens, et parmi eux nous citerons Aétius, qui dit : « Pessos tamen et insessiones « acriores vitare oportet, ne loci ex assiduo eorum « usu exulcerentur » (1). Il est considéré ici comme corps étranger seulement. Nous nous en expliquerons plus longuement dans la partie exclusivement réservée au prolapsus utéro-vaginal. De plus, enduit de substances grasses, résineuses, bouchant presque hermétiquement l'ouverture du col utérin, il force la matière mucoso-purulente ou purulente des écoulements à séjourner dans la cavité de l'utérus ou au fond du vagin, et peut ainsi occasionner des inflammations qu'on ne saurait trop éviter à

---

(1) Aet., *de Uteri morbis,* cap. 80, sermo 4, P. M.

cause du retentissement qu'elles ont toujours dans les parties voisines; peut-être même pourrait-il produire et hâter le développement de certaines dégénérescences.

B. *Du suppositoire.* — Le *tampon suppositoire* est une masse médicamenteuse solide, taillée en forme de cône, d'un volume variable. Ce moyen, tant vanté par MM. Donné et Colombat (de l'Isère), qui en a disputé la priorité, ne présente pas le moindre avantage.

Nous avons expressément passé sous silence les *tampons imbibés de nitrate acide de mercure*, les *suppositoires de potasse caustique*, qu'on laissait *à demeure* pendant *dix ou quinze minutes*.

Que pouvait-il résulter de ces moyens aussi peu rationnels, si ce n'est des inflammations terribles et même mortelles, des perforations ou des oblitérations presque certaines?

C. *Du cataplasme.* — Les *cataplasmes* vaginaux sont confectionnés avec des fécules, des farines, etc.

Les femmes ont pour ces topiques une répugnance extrême. La pâte mucilagineuse et visqueuse des *cataplasmes* les poisse· et leur occasionne le plus grand dégoût.

Le vagin ne peut être débarrassé de leurs débris qu'avec des difficultés assez grandes et en produisant une irritation capable d'aggraver plutôt que de modérer le mal qui a conduit à l'application de ce genre de moyens.

Enfin, les *cataplasmes* appliqués dans les parties profondes, au milieu d'une température bien supérieure à celle des surfaces extérieures, fermentent rapidement ; de plus, baignés qu'ils sont pas des sécrétions morbides souvent abondantes, ils passent bientôt à une complète altération, très-nuisible aux parties avec lesquelles ils se trouvent en contact. Ce sont alors plutôt des irritants que des émollients, et des irritants de la pire espèce, puisqu'ils sont constitués par des substances animales en décomposition.

D. *Des éponges préparées.* — Ce moyen, dont Ant. Dugès faisait le plus grand éloge, n'étant par lui-même qu'un véritable *tampon*, avec les mêmes désavantages, n'a pas besoin d'être développé par nous.

Les anciens désignaient tous ces moyens thérapeutiques locaux, dont nous venons de faire une rapide analyse, sous le nom générique de *pessi medicamentarii*, qu'il ne faut pas confondre avec les *pessi* mécaniques, de métal, *aurei, argentei,* etc.

Aurel. Celse s'exprimait déjà ainsi sur le compte de ces moyens thérapeutiques : « Hæc (1) tria com-« positionum genera, id est, quæ in malagmatis, « pastillis, emplastisque sunt, maximum, præci-« pueque varium usum præstant. Sed alia quoque « utilia sunt, et ea quæ fæminis subjiciuntur πεσοι « græci vocant. Eorum hæc proprietas est : me dica-« menta composita molli lana excipiuntur, eaque « lana naturalibus conditur. »

---

(1) Aurel. Cels., *de Pessis,* cap. 21, p. 92.

« Ad vulvam molliendam. — Ad vulvam mollien-
« dam, ovi vitellus et fœnum græcum, et rosæ et
« crocum temperantur... resinæ, terebinthinæ croco,
« singulorum, p. 4 ; myrrhæ, p. 3 ; rosæ, p. 1 ; sevi
« vitulini, p. 3 ; ceræ, p. 2 ; miscentur. »

M. Colombat ( de l'Isère ), a proposé le suppositoire suivant :

| ♃ Baume de copahu liquide.. | 1 gros | (4 grammes). |
|---|---|---|
| Beurre de cacao.......... | 1 gros | (id. — ). |
| Résine solide de copahu... | ½ gros | (2 — ). |
| Extrait gommeux d'opium.. | ½ gros | (2 — ). |

F. s. a. pour un suppositoire.

Ces deux formules ne sont pas assez différentes
pour que la dernière puisse avoir le mérite de l'invention.

Aétius passe aussi en revue tous les *tampons* mé-
dicamenteux connus : « Pessus, ritianus vocatus...
« Pessus alius molitarius, etc... »

Nous avons dû parler de ces moyens de traitement, afin de compléter l'aperçu que nous entre-
prenons sur les diverses méthodes curatives locales
des lésions utéro-vaginales.

## 2° *Des frictions.*

On appelle *friction* l'action de frotter une surface dans le but :

A. De modifier la partie dans sa texture ;

B. Ou dans l'intention de faire pénétrer dans
l'économie, et par voie d'absorption, quelque substance médicamenteuse.

A. Modifier une partie dans sa texture.

Ce mode de traitement local est, sans contredit, un des plus importants et des plus efficaces dans les différentes affections utéro-vaginales; lui seul serait susceptible d'amener les modifications vitales de la muqueuse qui tapisse ces parties, soit qu'elles fournissent un écoulement plus ou moins abondant ou qu'elles soient le siége d'ulcérations diverses, soit qu'elles présentent une laxité ou une consistance trop considérables incompatibles avec leur intégrité fonctionnelle.

C'est par les *frictions* seules qu'on pourrait espérer d'arriver, selon nous, aux résultats thérapeutiques les plus vrais et les plus durables.

Mais quels sont les moyens propres à faciliter l'application de ces *frictions?* On s'est servi de tout temps de ce moyen naturel, qui consiste à porter une substance médicamenteuse au bout du doigt et à l'étendre sur la partie qu'on désire modifier.

On sent, dans l'espèce, combien ce procédé opératoire est défectueux et impraticable, soit parce qu'on a à traverser des parties molles qui vont presser de toutes parts sur l'objet, peu consistant, qu'on veut introduire, soit parce qu'on pourrait s'exposer soi-même à des accidents d'absorption ou d'ustion, si on employait des substances très-actives, des médicaments spécifiques, des caustiques concentrés.

M. le D$^r$ Legrand, qui l'un des premiers a employé topiquement les préparations d'or, de platine, contre les fongosités et les engorgements du col utérin, etc., imagina de mettre les substances médicamenteuses dans un *nouet* de mousseline très-fine, qu'il adaptait au bout de son doigt.

M. le D^r Legrand, en procédant ainsi, ne faisait qu'éluder, en apparence, les inconvénients qui, au fond, restent toujours les mêmes. On a généralement abandonné ce procédé, dont nous allons nous-même chercher à tirer le plus de parti possible, parce que nous aurons les moyens propres à mettre ces *frictions* en usage avec précision et facilité.

B. *Absorption.* — Quant à celles pratiquées dans le but de l'absorption, ce moyen de traitement à la fois général et local, surtout dans les affections spécifiques, mériterait certainement d'être expérimenté de nouveau d'une manière suivie.

M. le professeur Magendie en parle très-avantageusement dans son mémoire *sur l'absorption par les muqueuses en général.*

Il est des femmes dont les voies digestives ne peuvent supporter la médication spécifique; il leur répugne également de faire des frictions, toujours fort désagréables et par les traces qu'elles laissent sur le linge et par divers inconvénients qu'il n'est pas nécessaire d'indiquer ici.

Nous ne voyons pas, *a priori*, pourquoi des *frictions* vaginales, avec des médicaments spécifiques, ne donneraient pas de bons résultats sous tous les rapports.

### 3° *Des injections.*

Pour porter les liquides dans les cavités, on a imaginé une quantité prodigieuse d'appareils qu'on a appelés de tous les noms, *seringues*, *clysopompes*, etc. etc., et auxquels on a donné toutes les formes que le caprice a pu inventer.

Les liquides des *injections* sont de plusieurs natures; ils sont émollients, narcotiques, astringents, caustiques et spécifiques.

Quelle est l'importance de ce moyen de thérapeutique locale? quels en sont les inconvénients et les dangers?

De peur qu'on nous accuse de partialité, nous allons citer textuellement un praticien dont la science apprécie justement et les travaux consciencieux et les bons résultats qu'ils ont fournis. M. le Dr Ricord s'exprime ainsi à ce sujet : « Le traitement local (1) des divers écoulements chez les femmes étant, comme on a pu le voir, de la plus grande importance, il ne sera pas inutile de donner quelques détails sur ces différents modes d'application, parce qu'ils ont une influence sur la promptitude et l'efficacité des résultats.

« 1° Les fomentations et les injections doivent être...

« 2° Les *injections* peuvent être pratiquées à l'aide

---

(1) Ricord, *Malad. vénér.*, p. 692.

d'une seringue ordinaire à canule allongée, recourbée et terminée par une olive percée en pomme d'arrosoir. La portion de canule qui s'étend de l'olive jusqu'à la courbure est ordinairement d'une longueur telle qu'on peut l'introduire dans le vagin sans risque de blesser le col de l'utérus ; *mais il est toujours prudent d'indiquer aux femmes de n'enfoncer l'olive que de 1 pouce ou 2 au delà de l'anneau vulvaire.* On peut se servir également du clysoir, etc. etc.

« Dans les cas d'inflammation assez vive, une canule souple en gomme élastique sera préférable aux canules métalliques...

« La position à indiquer à la malade n'est pas indifférente ; beaucoup de femmes se placent sur un bidet pour pratiquer les *injections* vaginales, de telle façon que le liquide, à peine introduit dans le vagin, s'échappe sans avoir le temps de séjourner sur les parties malades, et souvent sans atteindre les points les plus éloignés. Je me suis assuré de ce fait en plaçant d'abord un tampon de charpie sèche sur le col de la matrice à l'aide du *speculum*, et en faisant ensuite injecter des liquides colorés ; chaque fois, en effet, la charpie a été retirée et sans qu'elle fût teinte du liquide employé. Les malades devront donc se coucher et maintenir le bassin élevé de manière que la partie supérieure du vagin devienne le point le plus déclive. Dans cette position, conservée plus ou moins longtemps après l'*injection,* le liquide alors pourra séjourner dans les parties et agir. »

M. le D<sup>r</sup> Éguisier écrivait à la *Gazette des hôpitaux* du 23 octobre 1841 qu'il venait de présenter à la Société de médecine pratique un *nouvel instrument* dont il se servait dans le pansement des vaginites aiguës ou chroniques et des ulcérations utéro-vaginales.

« Cet instrument se compose, dit-il, d'une éponge taillée en pessaire élytroïde. Cette éponge est traversée par une tige creuse qui dépasse la vulve et s'adapte à une seringue par laquelle on peut injecter différents liquides, des vapeurs, qui viennent fomenter, baigner le col utérin, imbiber les mailles de l'éponge, couler entre elle et le vagin, et séjourner ainsi sans être rejetés par le vagin irrité, comme cela arrive dans les injections pratiquées à l'aide des seringues ordinaires. »

Qu'il nous soit permis de citer quelques notes que nous avons recueillies au milieu de nos recherches historiques sur le *speculum*.

Nous avons trouvé un grand nombre de documents sur cette matière qui ne sont pas d'invention aussi récente que leurs auteurs ont bien voulu le croire, et, entre autres, un instrument qui, quoique peu détaillé dans sa description, n'en ressemble pas moins étonnamment à l'instrument du docteur Éguisier :

Voici le passage d'Aétius (1) : «... et pudendi si-« nus per spongiam assidue foveatur; et vapores.

---

(1) Aet., *de Uteri abscessu*, cap. 85, p. 827.

«per arundinem operculo ollæ perforato insertam
« intra pudendum recipiantur. Insessionesque fre-
« quenter fiant. »

Parmi les dangers que peuvent amener les *injections,* nous remarquerons le suivant :

On ne saurait trop éviter que le jet sortant par
l'orifice de la canule ne soit dirigé sur le col ; car
si cet organe est insensible sous l'action de l'instrument tranchant, il est au contraire vivement
impressionné par une contusion quelconque, et le
jet du liquide agit ici dans ce sens.

Nous donnerons encore un moyen d'*injection*,
pour ainsi dire *mixte,* que nous avons vu employer
très-souvent, pendant notre séjour, en 1842, dans
le service de Lisfranc, salle Saint-Augustin, à
l'hôpital de la Pitié, et qui consiste à introduire
dans le vagin un *speculum* de gomme élastique, ou
de métal, dans lequel on verse le liquide convenable.

La femme est couchée sur le dos, les jambes re-
levées, les cuisses fléchies sur le bassin et mainte-
nues par des aides, afin que le liquide cautérisateur
puisse séjourner au fond du vagin et procurer le résultat qu'on cherche à obtenir. Nous reviendrons
sur ce moyen dans l'article suivant, consacré à la
*cautérisation*, et nous montrerons les accidents qui
peuvent l'accompagner.

### 4° *De la cautérisation.*

De tous les moyens thérapeutiques employés
pour combattre les diverses lésions utéro-vaginales,

la *cautérisation* est, sans contredit, le plus sûr, le plus efficace, en un mot, le *moyen radical.*

La *cautérisation* se pratique généralement soit avec des caustiques concentrés, soit avec le cautère actuel.

Selon nous, toutes les fois qu'on aura à *détruire* les parties affectées, on devra préférer le cautère actuel aux caustiques minéraux liquides ; car, avec ces derniers, il est impossible de calculer, même approximativement, les effets de la *cautérisation* et la profondeur de l'eschare qui s'ensuivra nécessairement.

Lorsqu'il s'agira, au contraire, de *cautériser* superficiellement, non pas pour détruire les tissus, mais seulement pour modifier leur vitalité, on devra avoir recours aux différents caustiques en usage. On a adressé à ce mode héroïque de traitement local de très-nombreuses objections, mais les résultats excellents qu'on en a obtenus et qu'on en obtient tous les jours dans les inflammations aiguës et chroniques spéciales ou spécifiques des membranes muqueuses, conjonctivale, nasale, bucco-phryngienne, etc., est la meilleure de toutes les réponses.

Comment applique-t-on les divers caustiques ?

C'est surtout dans l'opération difficile et minutieuse de la *cautérisation* utéro-vaginale que le *speculum,* outre l'inspection et la dilatation des parties, trouvera son emploi comme conducteur des substances médicamenteuses qui doivent concourir à ce but si important.

*Les caustiques sont liquides ou solides.*

*Des caustiques liquides.* — Les caustiques liquides sont, la plupart, des acides minéraux concentrés, tels que les acides nitrique, hydrochlorique, avec ou sans addition d'hydrochlorate d'or ou de platine, la créosote, le nitrate acide de mercure, le chlorure de zinc, etc. etc.

Tous ces divers caustiques sont appliqués à l'aide d'un petit pinceau en cheveux, ou mieux en charpie fine, fixée à l'extrémité d'une tige en bois ou bâtonnet, plus longue que le *speculum,* mince, pour laisser le champ libre à la vision, avantage bien senti par l'opérateur, et qui a suggéré à M. Colombat (de l'Isère) l'idée d'établir un porte-caustique en forme de Z, appelé par lui *vagino-causte.*

En effet, les pinceaux droits sont fort désagréables ; la main qui les tient, étant sur le même plan, empêche toujours de voir librement les parties qu'on cherche à cautériser.

La charpie, bien peignée, solidement attachée au bout du bâtonnet, doit être coupée nette avec de bons ciseaux, afin que les brins soient parfaitement égaux.

On trempe ce pinceau dans une bouteille contenant le caustique liquide, on l'exprime contre les bords de sa tubulure, en le retirant, afin d'éviter qu'il soit chargé de trop de caustique, dont une partie pourrait couler jusque sur les parois du vagin, occasionner de la douleur, et même, comme cela est arrivé assez souvent, perforer ce conduit.

Si le col est le plus ordinairement insensible, comme l'a prouvé M. le D$^r$ Jobert (de Lamballe) dans un mémoire fort détaillé, même sous l'influence de cautérisations très-profondes avec le fer rouge, il en est autrement du vagin ; une seule goutte de ce liquide tombée sur ses parois est horriblement douloureuse, et peut entraîner des accidents fort graves.

Parmi un très-grand nombre de faits dont nous pourrions étayer les assertions que nous avançons, sans crainte de les voir contestées, nous citerons les suivantes : M. le professeur Marjolin rapporte, dans ses *Leçons de médecine opératoire*, que le *speculum* ayant été incomplétement appliqué et maintenu en place pendant une cautérisation, la chute de quelques gouttes de nitrate acide de mercure y détermina une inflammation très-intense, qui fut suivie de très-nombreuses et de très-fortes adhérences.

Un autre fait de ce genre s'est passé à la Pitié, dans la salle Saint-Augustin, service de Lisfranc.

Une malade étant cautérisée avec le nitrate acide de mercure ; un des aides avait, par mégarde, retiré le *speculum* immédiatement après l'application du caustique, et avant qu'on eût pris la précaution de neutraliser ou du moins d'affaiblir l'action de ce liquide corrosif, par la projection de l'eau.

Quelques gouttes tombées sur les parois du vagin amenèrent sur-le-champ des accidents inflammatoires si intenses, qu'ils compromirent, pendant près d'un mois, les jours de la malade.

Les parties examinées plus tard, on trouva des adhérences très-nombreuses et tellement solides, qu'on ne dut pas même songer à les détruire, de peur d'amener quelque recrudescence inflammatoire.

*Des caustiques solides.* — Les caustiques solides sont le nitrate d'argent fondu en crayon, la potasse caustique préparée de la même manière et conservée à l'abri du contact de l'air, la pâte de Vienne, et dans ces derniers temps, le nitrate acide de mercure et l'acétate de zinc solidifiés.

Les caustiques solides sont portés sur les parties au moyen d'un porte-crayon ou fixés à un long morceau de bois ou entre les mors effilés d'une pince à réaction élastique, disposée de manière à presser uniformément le caustique, à mesure qu'il fond, sans empêcher son application directe sur la muqueuse utéro-vaginale, par les fentes latérales de l'instrument.

Ce moyen est excellent lorsqu'on doit cautériser de petites ulcérations, très-circonscrites, mais il n'en est pas de même lorsqu'on a à cautériser de vastes surfaces. Voici comment opère M. le D$^r$ Ricord, à qui ce procédé appartient.

Il introduit son *speculum* bivalve dans les organes sexuels de la femme. Il commence par cautériser les parties profondes, c'est-à-dire le col, puis successivement les parois vaginales, en promenant rapidement et circulairement le crayon de nitrate

d'argent de dedans en dehors, et en retirant à soi
l'instrument explorateur, ou mieux conducteur,
jusqu'à la vulve. On comprend facilement combien
ce procédé opératoire est peu précis, malgré l'habileté bien reconnue du praticien qui l'emploie exclusivement.

Il est impossible, avec une surface cautérisante
aussi peu étendue que la pointe d'un crayon de
nitrate d'argent ou l'extrémité d'un petit pinceau,
de faire régulièrement une cautérisation aussi vaste
proportionnellement.

Mais là ne se bornent pas les désavantages de
ces cautérisations ; la mise en pratique est excessivement difficile, la plupart du temps impossible,
lorsqu'on n'a pas à son secours des aides qui puis-
sent venir vous fournir les mains qui vous manquent, et dans la pratique de la ville, en province
surtout, les aides ne sont jamais tolérés comme
cela a lieu dans les hôpitaux, à moins d'opérations très-graves.

Voici à peu près quelles sont les conditions essentielles d'une cautérisation passable, par le procédé dont nous parlons :

La femme est couchée, comme dans l'exploration
ordinaire, que nous avons déjà longuement décrite
plus haut, seulement pendant un espace de temps
cinq ou six fois plus considérable.

Le chirurgien introduit le *speculum* ; il doit le
bien conserver en place, tenir une bougie pour voir
la régularité des zones qu'il décrit, de plus, avec
M. Colombat (de l'Isère), un miroir de forme len-

ticulaire, avec M. le professeur Chomel une cuiller en métal, avec M. Récamier une petite lampe à réflecteur, pour mieux concentrer les rayons lumineux sur les parties à cautériser, ou la pince vaginocauste , ou le porte-crayon ordinaire , ou le bâtonnet porte-caustique, ou le pinceau qu'on doit tremper (pour cautériser passablement une surface aussi considérable que la muqueuse utéro-vaginale), au moins dix ou douze fois, dans le vase ou le flacon contenant le caustique, avec tous les soins prescrits pour éviter des accidents funestes.

Malgré les affirmations personnelles que nous a données M. le D$^r$ Ricord, nous confessons que toutes les fois que nous avons vu pratiquer ou que nous avons pratiqué nous-même ces cautérisations, nous les avons trouvées sinon impossibles pour être complètes, du moins très-pénibles et pour l'opérateur et pour la patiente (1).

O B S E R V A T I O N.

Un de mes compatriotes, sachant que j'étais à la fin de mes études médicales, me pria, au mois de juillet dernier, de voir une dame pour une perte

---

(1) Nous saisissons avec empressement cette occasion officielle pour remercier M. le D$^r$ Ph. Ricord des explications qu'il nous a fait l'honneur de donner à la clinique de l'hôpital du Midi, à propos de la communication que nous lui avions transmise, sur une nouvelle méthode d'inoculation syphilitique. Septembre 1847.

blanche très-abondante, dont elle était fort alarmée, et qui lui causait, disait-elle, des douleurs et des cuissons intolérables.

Je demandai à examiner les parties, ce qui me fut permis après quelques hésitations.

Voici ce que je constatai : les parties externes sont rouges et tuméfiées ; cette rougeur pénètre dans le vagin plus loin que je ne puis la suivre par l'inspection seule, et il y a un écoulement jaunâtre, abondant, qui ne vient pas de l'urèthre ; je m'en suis assuré en pressant d'arrière en avant, comme le recommande M. Ricord ; la pression est très-douloureuse. J'avais affaire à une vaginite sur-aiguë ; l'état très-douloureux des parties m'interdisait le *toucher* et le *speculum*.

Je prescris un traitement antiphlogistique, des bains, des fomentations émollientes ; la malade repousse saignée et sangsues. J'ordonne alors une bouteille d'eau de Sedlitz tous les deux jours, un bain de deux heures les jours intercalés. Au bout de huit jours, l'état aigu s'amende, le *toucher* n'est plus douloureux, l'écoulement est tout aussi abondant. J'applique le *speculum* de M. Ricord, je constate que la muqueuse vaginale est granuleuse, elle est couverte de petites plaques lenticulaires très-confluentes ; j'absterge le col de l'utérus avec un pinceau, et je le trouve offrant trois points profondément érodés, dont la surface est grisâtre.

L'un est situé à la commissure des deux lèvres à gauche, les deux autres vers le milieu de chacune d'elles.

Je prescris des injections avec l'eau végéto-mi-nérale sans amélioration, et malgré la cautérisation préalable des ulcérations avec le nitrate d'argent.

Je fais faire alors à la malade des injections avec :

Azotate d'argent.............    1 gramme.
Eau......................   100    —

Augmenter jusqu'à 10 grammes pour la même quantité d'eau.

Le 6 août, le lendemain du jour où j'étais arrivé à cette dose, la malade se plaignit d'une légère cuisson entre la vulve et l'anus.

J'examinai et je trouvai une rougeur assez vive du périnée avec quelques légères excoriations des parties voisines, que j'attribuai au contact prolongé du liquide caustique.

Je fis cesser les injections. Quelques bains de siége enlèvent l'état phlegmasique ; les excoriations du périnée, saupoudrées avec la poudre de lyco-pode, se cicatrisent.

L'écoulement n'était point arrêté ; les ulcérations n'étaient point guéries.

Je me décidai à employer la cautérisation du vagin et à renouveler celle des ulcérations du col.

J'introduisis le *speculum* bivalve de M. Ricord, et je cautérisai (si tant est qu'on puisse donner ce nom à une opération faite pour ainsi dire au hasard par ceux qui en ont le plus l'habitude) ; je projetai de l'eau dans le *speculum*.

La malade, fatiguée de la position que je lui avais donnée, et que nous connaissons déjà, se pencha brusquement ; le liquide s'écoula sur le périnée, et le surlendemain cette partie était de nouveau excoriée.

Après avoir cessé, pris, quitté, repris les injections, la cautérisation, etc., la malade finit par guérir des granulations, de l'écoulement et des ulcérations du col, vers les derniers jours de septembre 1847.

C'est depuis cette époque et après cette observation, rapprochée de certaines autres analogues, que j'ai recueillies dans les hôpitaux, qu'il m'est venu à l'esprit de chercher un mode de cautérisation et de frictions vaginales, plus régulier et moins abandonné aux chances du hasard.

Personne ne pourra nier que la cautérisation par zones ne soit une opération qui ne présente aucune des garanties de justesse et de précision que doit avoir, pour le médecin, l'emploi de toute médication vraiment énergique.

Il n'y a, dans cette opération pratiquée de la sorte, ni régularité ni méthode ; à vrai dire, l'opérateur ne sait pas au juste ce qu'il fait.

Au premier abord, l'injection est infiniment plus rationnelle.

On concevrait presque, quoique cela n'arrive pas souvent, qu'un liquide projeté dans une cavité aille se mettre en contact avec tous les plis, toutes les anfractuosités qu'elle présentera. On conçoit très-bien une cautérisation avec un caustique solide porté sur un seul point limité des organes profonds ;

mais cautériser un canal comme le vagin avec la pointe d'un crayon de nitrate d'argent ou avec un petit pinceau, cela nous a toujours paru si singulier que, si nous ne l'avions pas vu ériger en méthode, nous ne croirions pas qu'on eût songé à le faire.

Agir de la sorte, c'est, nous le répétons, abandonner la cautérisation au hasard, qui, par exemple, peut faire porter dans dix cautérisations successives le remède sur le point le moins malade; et, même avec de l'habitude, on est forcé d'avouer qu'on laissera toujours de larges surfaces éloignées de l'atteinte du caustique.

Du reste, les praticiens même qui emploient le plus ce genre de cautérisation ont bien senti ce qu'il avait de défectueux, puisqu'ils ont cherché à imaginer des *speculums* dont nous avons donné les figures dans notre historique.

Ces instruments devaient avoir pour but de rendre l'opération plus régulière et plus méthodique. On y a renoncé; on a pensé qu'ils ne remplissaient pas les conditions voulues. Nous sommes parfaitement de cet avis sur ce point; aussi en avons-nous présenté *un nouveau* à l'Académie de médecine, afin que ce corps savant décidât si nous avions mieux atteint le but proposé.

# CHAPITRE II.

## DU SPECULUM PORTE-MÉDICAMENTS.

Le *speculum porte-médicaments* est tout ce qu'il y a de plus simple comme instrument. Il nous a toujours paru que *simplifier,* c'était *progresser.*

Cet instrument se compose d'un cylindre en métal, criblé d'une multitude de trous (*fig.* 1). Il est

*Fig.* 1.

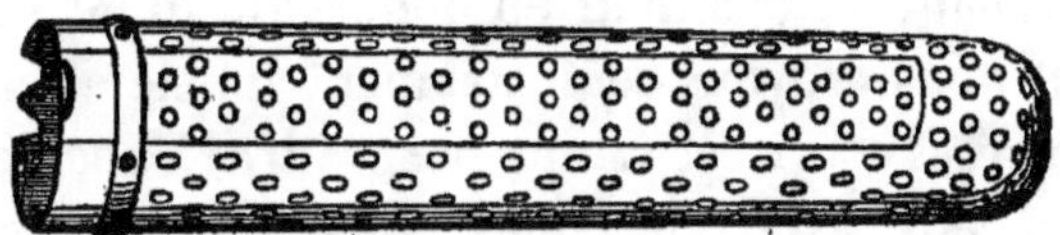

destiné à servir de *condom* au *speculum* trivalve, aujourd'hui généralement en usage, et à permettre à ce dernier de se développer entièrement dans son intérieur, de telle façon que lorsque le *speculum* trivalve est arrivé à son développement le plus complet, sa face externe est au contact le plus parfait avec la face interne du cylindre criblé.

Par cette combinaison, tout corps de consistance molle, interposé préalablement entre les deux tubes, sera chassé par le développement du cylindre interne à travers les ouvertures du cylindre externe ou criblé.

On conçoit que le médicament sera mis ainsi en contact complet avec la surface interne de la cavité

16

dans laquelle le *speculum porte-médicaments* aura été introduit.

Nous croyons être autorisé à dire, notre instrument étant connu, que les frictions et la cautérisation vaginales sont maintenant de véritables modes de traitement méthodique, soumis à des règles fixes ; en un mot, réunissant les conditions de toute opération chirurgicale.

Nous ne dissimulons pas qu'il est possible que nous nous abusions sur la valeur du *speculum porte-médicaments* et sur les conséquences qu'il doit avoir sur la pratique. On est facilement porté à s'exagérer l'utilité de ce qu'on imagine ; cependant, en cherchant à nous tenir en dehors de toute *hyperbole,* nous croyons cet instrument appelé à rendre quelques services. C'est à nos Maîtres à décider si, par cette assertion, nous nous sommes trop avancé.

*Procédé opératoire.* — Pour pratiquer les frictions et la cautérisation vaginales avec le *speculum porte-médicaments,* voici comment il convient de se conduire. On fait incorporer à un corps gras ou à un corps de consistance molle le médicament à employer ou le caustique dont on doit se servir ; on le force à passer à la face interne de l'instrument, soit par l'ouverture indiquée, soit, mieux encore, en le frottant à l'extérieur avec le papier ou le linge chargé de la composition médicamenteuse.

Ce corps pénètre par les ouvertures du cylindre extérieur, se place à la face supérieure ou extérieure du *speculum* trivalve, et vient occuper l'espace compris entre le tube extérieur et le tube intérieur.

La face extérieure du cylindre criblé est essuyée avec soin.

On introduit alors le *speculum porte-médicaments,* on déploie plus ou moins le *speculum* qui est à l'intérieur. Le médicament est chassé régulièrement par les nombreuses ouvertures du cylindre externe et par des mouvements en tire-bouchon, exécutés doucement dans le vagin ; *ce canal ne tarde pas à se trouver enduit de la substance médicamenteuse.*

On voit combien cette méthode est facile à exécuter. Elle revient, en définitive, à une simple application du *speculum* ordinaire, et l'on a l'avantage de savoir ce que l'on fait et de revêtir tous les points de la muqueuse vaginale du médicament que l'on a jugé convenable, soit pour modifier cette muqueuse, soit pour la garantir de l'*impression morbide* que les écoulements de l'utérus ou le suintement des lésions du col pourraient lui occasionner.

(*Fig.*2) Speculum porte-médicaments complet.

Fig.2.

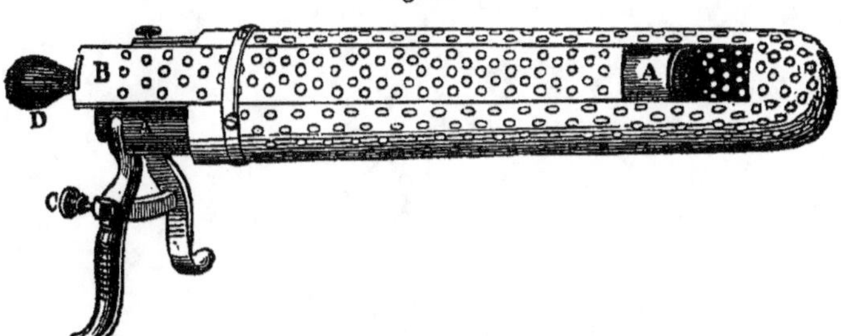

B, cylindre criblé de petits trous par où la substance employée est introduite, et sort quand on développe le *speculum* interne AA. B représente aussi un segment du cylindre propre à permettre l'introduction des substances médicamenteuses et le nettoyage de l'instrument. A, *speculum* trivalve. D, embout.

# CHAPITRE III.

## DU PROLAPSUS UTÉRO-VAGINAL.

Indépendamment des états organopathiques dont nous avons parlé sommairement dans les paragraphes précédents, il nous a semblé qu'avec un instrument de cette espèce, il serait peut-être possible de tenter quelque chose de mieux que ce que l'on fait chaque jour dans les cas de *prolapsus* des organes génito-urinaires de la femme.

C'est là, nous l'avouons, une simple vue théorique, mais nous nous proposons bien, néanmoins, d'en tenter promptement l'application, si nos Juges nous en délivrent l'autorisation.

Il n'entre pas dans nos vues ni dans notre plan de décrire la pathologie et la thérapeutique des chutes de la matrice et du vagin. Contentons-nous de constater ce fait, à savoir que le traitement de ces affections est un des plus inefficaces, et qu'il est, par conséquent, non-seulement licite, mais digne de quelques encouragements, de chercher des moyens de rendre ces affreuses infirmités plus supportables.

La preuve de ce que nous avançons est établie, d'ailleurs, par les nombreuses tentatives de la chirurgie moderne, qui, il faut le dire, et elle l'avoue, n'a pas été heureuse jusqu'à présent dans la curation de ces maladies.

*L'occlusion du vagin*, les *mouchetures*, les *scarifi-cations*, les *sutures* et les *incisions*, toutes ces opé-rations, outre les inconvénients graves et les dan-gers réels qu'elles entraînent souvent, ne paraissent pas avoir eu de succès bien soutenus, car on ne les voit guère pratiquer aujourd'hui dans les hôpi-taux de Paris.

On est donc contraint d'en revenir encore aux *pessaires*, de tous les mauvais moyens le moins mau-vais, dit-on.

Lisfranc affirmait que sur *cent femmes, quatre-vingt-quinze* étaient forcées de les abandonner. Je ne suis point en mesure de dire si, en cela, le chi-rurgien de la Pitié exagérait, mais la *physiologie* m'apprend qu'il pouvait avoir raison.

On a dit que les muqueuses étaient des sortes de peaux internes destinées à se mettre en contact avec les corps extérieurs ; cela nous paraît au moins fort inexact. Si les muqueuses peuvent impunément souffrir le contact de certains corps, on peut avan-cer que ce sont des corps *parfaitement déterminés* pour chacune d'elles, mais non pas tous les corps, de quelque nature qu'ils soient.

Les membranes muqueuses ont une sorte d'élec-tion pour certains agents, elles se révoltent au con-tact de certains autres ; bien plus, tels corps norma-lement supportés par telle muqueuse ne le seraient nullement par telle autre, ne le seraient pas même par cette muqueuse elle-même, si elle se trouvait dans un état anormal. Sans entrer plus avant dans cette discussion, et sans aller aussi loin qu'allait

Lisfranc, l'interrogatoire de quelques femmes portant des *pessaires* m'a convaincu que la muqueuse vaginale et l'utérus ne s'habituaient pas aussi facilement qu'on l'avance au contact de corps étrangers.

Dans cet état de choses, ne pourrait-on pas tenter quelque traitement (dût-il être long, puisque la maladie dure toute la vie), ayant pour tendance de rendre aux parties la *tonicité* qu'elles ont perdue, ayant pour but de diminuer la *laxité* des tissus, quand le *prolapsus* utéro-vaginal tient seulement à cette circonstance?

Il est clair qu'un pareil traitement serait, sinon absurde, du moins fort peu efficace, chez les femmes qui n'ont plus de périnée.

Nous nous demandons (et si c'est une illusion, la pratique la dissipera) si des frictions *fortement astringentes*, continuées avec persévérance, ne parviendraient pas à remettre les organes non pas dans leur état normal, mais au moins à rendre l'infirmité supportable. Quant à nous, dès que l'occasion s'en présentera, nous l'essayerons.

L'application du *speculum porte-médicaments* au traitement du prolapsus utéro-vaginal est donc, en théorie au moins, une méthode qui nous paraît rationnelle.

# CHAPITRE IV.

## DU PROLAPSUS RECTAL, ETC.

Ce que nous venons de dire sur les diverses affections utéro-vaginales pouvant s'appliquer aux divers tissus qui constituent la fin de l'*intestin rectum*, nous pensons qu'un traitement *identique* conviendra également dans les états morbides *identiques*.

De plus, nous ajouterons que les *dioptres* ou *speculums ani* ont été toujours semblables aux *speculums matricis*.

On leur a fait subir seulement une réduction de deux tiers dans leurs dimensions ordinaires.

Nous nous arrêterons à ces simples considérations.

# NOUVEAU SCARIFICATEUR

DU

## CANAL DE L'URÈTHRE.

### SONDE A DILATATION CONTINUE.

Nous avions l'intention d'adjoindre à notre travail sur le *speculum*, la *Monographie des instruments* qui servent à pratiquer des opérations *sur le canal de l'urèthre* et ses dépendances ; mais ayant dépassé les dimensions que nous avions attribuées, dès le principe, au précédent sujet, nous nous contenterons de donner l'explication simple, succincte, du *scarificateur à vis* du canal de l'urèthre et de la *sonde à dilatation continue*, que nous avons imaginés.

Nous renvoyons à une autre époque, la discussion des avantages que ces instruments peuvent procurer à la pratique.

17

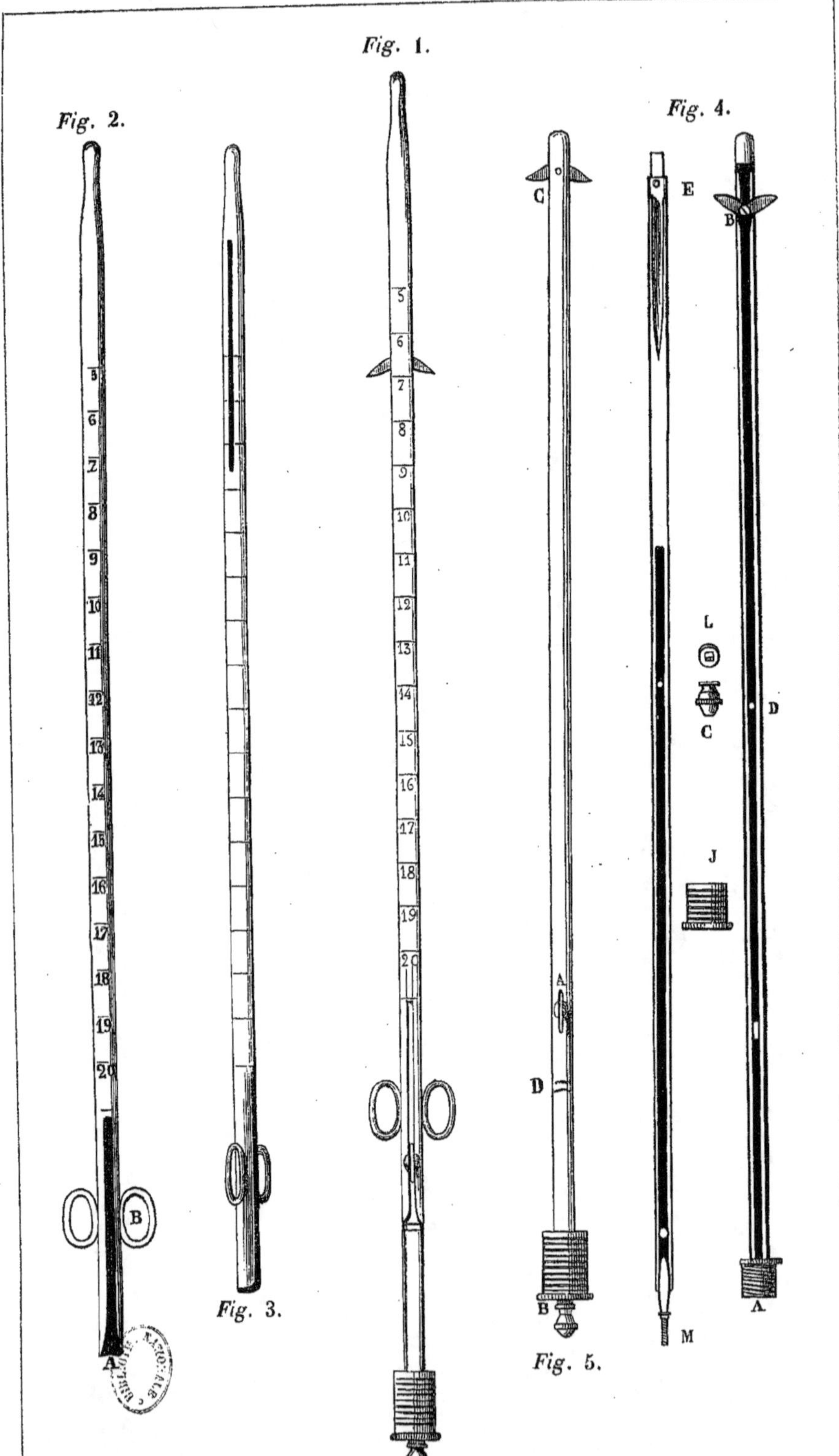


PLANCHE A.
Fig. 2.
Fig. 3.
Fig. 1.
Fig. 4.
Fig. 5.
A
B
C
D
E
L
C
J
M

# EXPLICATION DES FIGURES



DU

## SCARIFICATEUR DU CANAL DE L'URÈTHRE.

### Planche A.

*Fig.* 1. — *Scarificateur* complet avec sa gaîne graduée.
Les lames sont à leur plus grand dévelop-
pement.

*Fig.* 2. — Gaîne graduée vue de face. Au point A, et allant
de bas en haut, on voit une *rainure noire*,
servant à maintenir le *scarificateur* dans
une direction convenable. B. Anneaux
pour tenir l'instrument.

*Fig.* 3. — Gaîne représentée en trois quarts. On voit vers
son extrémité supérieure une *rainure* très-
étroite, *linéaire*, par où sort la lame du
*scarificateur.* Il y a une autre *rainure* op-
posée à celle-ci, donnant passage à la seconde lame.

*Fig.* 4. — *Scarificateur* ouvert et décomposé. Il est formé
de deux portions ou moitiés de petite tige
pleine, convexes à leur face extérieure et
planes à leur face intérieure ou centrale,
s'appliquant l'une sur l'autre très-exac-
tement.

A.   Vis sur laquelle on règle *mathématiquement*
le développement des lames.

B.   Les deux lames fixées par une petite goupille.

D.   Petit pivot recteur.

J.   Barillet taraudé sur la vis A, constituant
tout le jeu de l'instrument.

M.   Extrémité taraudée passant au centre de la
vis A.

L.   Petite rondelle métallique, engagée sur le

petit taraud M et reposant sur la face inférieure du barillet J.

C.   Petit bouton s'adaptant à l'extrémité du taraud M et tenant les deux portions du
*scarificateur* solidement unies.

L'extrémité supérieure E de la portion
E M vient se loger sous un petit pont, pratiqué à l'extrémité supérieure et arrondie
de la partie AB, un peu au-dessus des
deux lames.

*Fig. 5.* — *Scarificateur* complet. A, crête saillante direc-
trice, logée dans la rainure A, *fig.* 2.

B.   Barillet graduant le jeu de l'instrument.

C.   Les deux petites lames ouvertes entièrement.

D.   Deux petites *encoches* transversales, mar-
quant le point d'arrêt de l'instrument, lorsqu'elles arrivent au niveau de l'extrémité
inférieure de la gaîne, au point A, *fig.* 2.

Comme on peut le voir, il existe une différence très-notable entre le barillet B de
la figure 5 et le barillet J de la figure 4.
Il est nécessaire de l'expliquer.

Les praticiens n'étant pas d'accord sur
le point de savoir s'il convient mieux de
*débrider* d'*avant en arrière* ou d'*arrière en
avant,* nous avons cru devoir satisfaire aux
deux procédés opératoires, en établissant
un *scarificateur* coupant d'*avant en arrière*
et un autre coupant d'*arrière en avant.* La
même gaîne sert aux deux instruments.

Pour faire développer les lames du *scarificateur* coupant d'*avant en arrière,* fig. 5,
*il faut dévisser le barillet* B; pour faire sor-
tir les lames du *scarificateur* coupant d'*arrière en avant,* fig. 4, *il faut visser le barillet* J sur A.

Il est entendu que pour faire fermer les
lames, on agira sur les barillets respectifs
dans un sens contraire.

PLANCHE B.

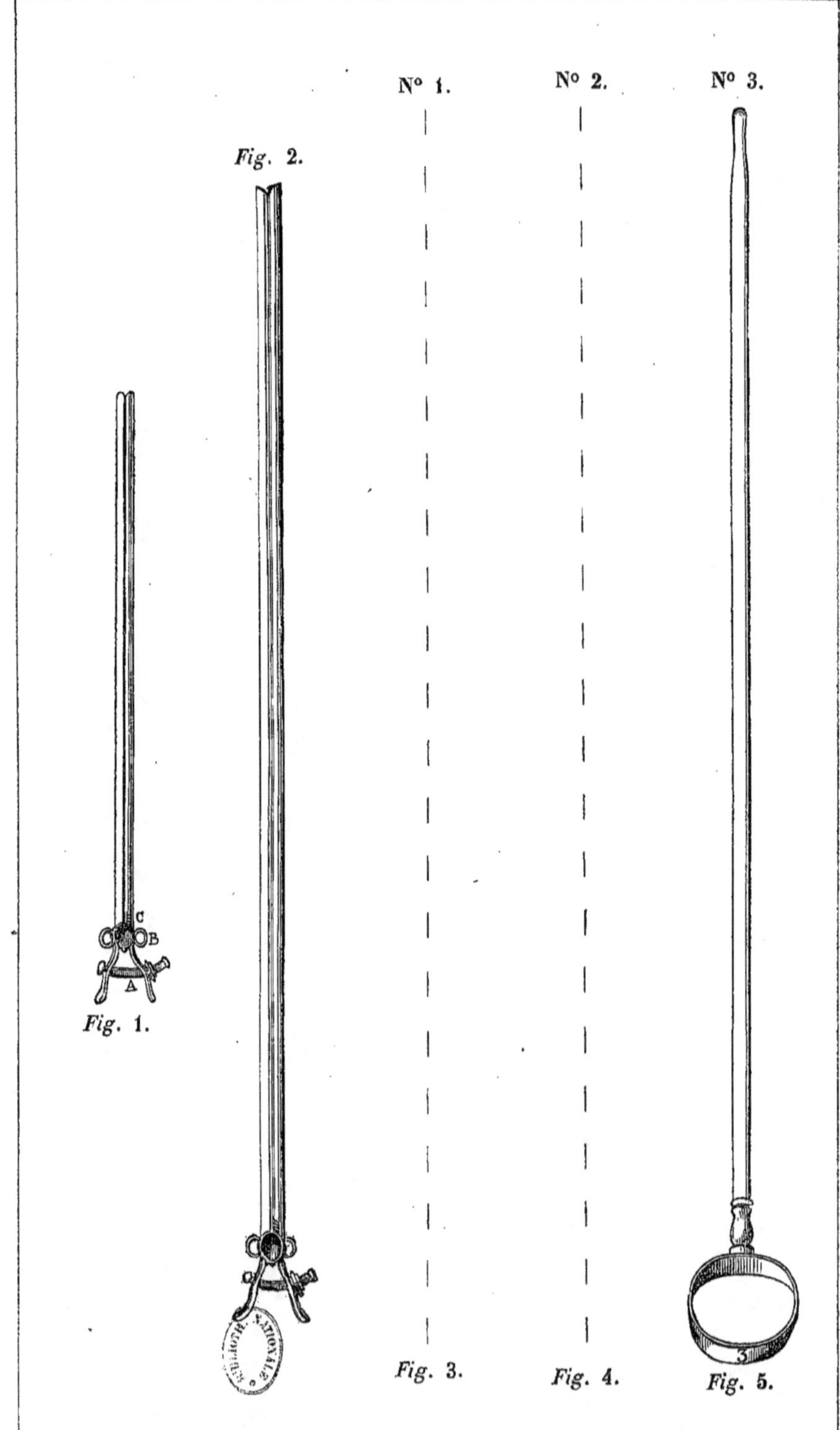
Nº 1.
Nº 2.
Nº 3.
Fig. 2.
C
B
A
Fig. 1.
Fig. 3.
Fig. 4.
Fig. 5.

# EXPLICATION DES FIGURES

DE

## LA SONDE A DILATATION CONTINUE.

**Planche B.**

*Fig.* 1. — *Sonde antiprostatique, à dilatation continue* et *à trois valves.* Chaque valve peut être enlevée séparément, dans la cautérisation partielle des parois du canal de l'urèthre.

C.   Corps de la sonde.

A.   Crémaillère à curseur, graduant le développement de la sonde.

B.   Anneau pour tenir la sonde à demeure avec des liens.

*Fig.* 2. — *Sonde trivalve post-prostatique* ou *vésicale.*

*Fig.* 3. — *Mandrin-cathéter* N° 1, remplissant le calibre de la sonde non développée.

Nous le reproduisons par un pointillé.

*Fig.* 4. — *Id.* N° 2, mettant la sonde dans un demi-développement. *Id.*

*Fig.* 5. — *Id.* N° 3, mettant la sonde à son plus grand développement.

Lorsque les *mandrins-cathéters* des différents calibres ont agi sur les parois de la sonde, on maintient celle-ci dans son développement, au moyen de la crémaillère dont nous avons parlé à la figure 1.

Le chirurgien doit avoir une série de sondes, construites sur le principe de la précédente, afin de reprendre la dilatation au point où la première sonde l'aura laissée.

Des *mandrins-cathéters* y seront convenablement adaptés.

# TABLE DES MATIÈRES.